国家自然科学基金项目(52207008)资助
"一带一路"联合实验室开放课题(MCT202305)资助
辽宁省教育厅科学研究基础研究项目(LJ2020JCL003)资助

基于磁声耦合的超顺磁纳米粒子浓度成像技术

闫孝姮　著

中国矿业大学出版社

·徐州·

内 容 提 要

本书探寻一种新的基于多物理场耦合技术的磁粒子成像方法，提出电磁－超声耦合的磁粒子成像技术，以超声接收方式取代电磁式磁粒子成像（MPI）的线圈接收方式，克服其驱动线圈和检测线圈之间的电磁干扰问题，有望提高磁粒子成像分辨率。本书研究新的物理效应、新的更高分辨率磁粒子成像方法，能够为以纳米医学为基础的肿瘤诊断和治疗等精准医疗领域提供新的影像学基础理论和方法，为人民健康作出贡献。

图书在版编目（CIP）数据

基于磁声耦合的超顺磁纳米粒子浓度成像技术 / 闫孝姮著. —徐州：中国矿业大学出版社，2024.5

ISBN 978 - 7 - 5646 - 6185 - 4

Ⅰ. ①基… Ⅱ. ①闫… Ⅲ. ①肿瘤－影像诊断②纳米材料－图像重建 Ⅳ. ①R730.4②TB383③TN919.8

中国国家版本馆 CIP 数据核字（2024）第 052287 号

书　　名	**基于磁声耦合的超顺磁纳米粒子浓度成像技术**
著　　者	闫孝姮
责任编辑	仓小金
出版发行	中国矿业大学出版社有限责任公司
	（江苏省徐州市解放南路　邮编 221008）
营销热线	（0516）83885370　83884103
出版服务	（0516）83995789　83884920
网　　址	http://www.cumtp.com　**E-mail**：cumtpvip@cumtp.com
印　　刷	徐州中矿大印发科技有限公司
开　　本	787 mm×1092 mm　1/16　**印张** 12　**字数** 307 千字
版次印次	2024 年 5 月第 1 版　2024 年 5 月第 1 次印刷
定　　价	68.00 元

（图书出现印装质量问题，本社负责调换）

前　言

超顺磁性纳米粒子（MNPs）在医学中的研究正出现蓬勃发展的态势。因磁粒子具有良好的生物降解性、微尺寸效应和磁学特性，近年来国内外学者已广泛开展了磁粒子在肿瘤磁热疗、干细胞标记、基因递送、药物靶向释放、疾病诊断等方面的研究。然而，这些技术最终走向真正的人体应用都必须有影像学技术的支持，随着纳米医学的飞速发展，这些应用对磁粒子成像技术提出了更高的要求。

本书探寻一种新的基于多物理场耦合技术的磁粒子成像方法，提出电磁-超声耦合的磁粒子成像技术，以超声接收方式取代电磁式磁粒子成像（MPI）的线圈接收方式，克服其驱动线圈和检测线圈之间的电磁干扰问题，有望提高磁粒子成像分辨率。本书研究新的物理效应、新的更高分辨率磁粒子成像方法，能够为以纳米医学为基础的肿瘤诊断和治疗等精准医疗领域提供新的影像学基础理论和方法，为人民健康作出贡献。

本书共分为三部分。第2章、第3章、第4章、第5章的内容为第一部分，研究了电磁-超声耦合的超顺磁粒子浓度成像方法的成像机理，开展了电磁场和声场耦合的数值模拟方法研究；第6章、第7章、第8章内容为第二部分，研究了电磁-超声耦合的超顺磁粒子浓度成像方法的磁体系统设计；第9章、第10章、第11章、第12章内容为第三部分，研究了电磁-超声耦合的超顺磁粒子浓度成像重建算法，提出了一些新的观点和方法。

本书的研究内容是在国家自然科学基金项目"基于磁声耦合的超顺磁纳米粒子浓度成像新方法研究"（52207008）、中国—波兰测控技术"一带一路"联合实验室开放课题"基于磁声耦合的磁粒子成像装置研制及其实验研究"（MCT202305）、辽宁省教育厅科学研究基础研究项目"饱和磁化状态下磁声磁粒子成像关键技术研究"（LJ2020JCL003）的资助下完成的。

本书融入了作者近些年的科研成果。感谢中国科学院电工研究所刘国强研究员、华中科技大学刘文中教授对本书研究内容的关键引领和指导！感谢博士研究生侯潇涵，硕士研究生潘也、许正阳、蔡明辰、史晓玉、李政兴、胡玉鑫、胡宇、孙迪、李军、许洪、高鹏、王兵、王宇飞在本书成稿过程中所做的努力和贡献！

限于作者水平，书中疏漏之处在所难免，恳请读者给予批评指正。

著 者

2024 年 1 月

目　　录

第1章　绪　　论

1.1　磁粒子成像概述

磁粒子成像是由 Bernhard Gleich 和 Jürgen Weizenecker 于 2005 年在顶级刊物《Nature》上提出的一种利用磁性纳米粒子的非线性磁化响应获得示踪剂的高分辨率图像的成像方法[1]。该方法具有线性定量、正对比度、可穿透、无辐射、无须组织背景信号等特点[2]。这些特征使得细胞追踪、血管成像、肿瘤成像和可视化磁热疗等医疗应用成为可能[3]。磁粒子成像的原理为：当时变磁场施加到磁性纳米粒子上时，没有磁饱和的粒子的磁矩将随着磁场的交替而变化，而处于饱和磁化状态的粒子的磁矩不会变化。一般的磁粒子成像装备由三个部分组成：选择场、驱动场和接收线圈。选择场是一个足够大的恒定磁场，由两个同极磁场构成，中间存在零磁场点（Field-free Point，FFP）。驱动场是使磁性纳米粒子磁化的时变磁场。磁性纳米粒子的非线性响应导致磁化强度的变化。接收线圈用来检测磁化强度的变化，并转化为可分析的电信号。随着无磁场点扫描目标体，即可根据记录信号通过 X-space[4]、系统矩阵[5]等算法实现图像重建。

在 2005 年首次提出 MPI 以后，除飞利浦公司研究团队以外，在美国伯克利、达特茅斯、西雅图和德国布伦瑞克、吕贝克、维尔茨堡以及日本东京等多个研究团队开始研究 MPI。如今，MPI 已成为一个全球性的分布式研究领域，拥有 20 多个研究小组，研究圈子不断扩大。自 2010 年以来，MPI 协会每年都会召开磁粒子成像国际研讨会（International Workshop on Magnetic Particle Imaging，IWMPI）。在 2015 年，MPI 协会开办了专门的科学研究期刊：International Journal on Magnetic Particle Imaging（IJMPI）。

Gleich 和 Weizenecker 早在 2005 年就研制出了 MPI 扫描仪原型机，首款 MPI 扫描仪的采集时间较长，约为几分钟。Gleich 等人在 2008 年改进了扫描仪，使用二维 Lissajous trajectory 快速获取数据，产生的数据帧速率约为每秒 25 帧[6]。次年，扫描仪被扩展到三维系统，首次进行了体内实时 MPI 扫描。且 Gleich 等人已经证明，MPI 能够以高时间分辨率（约每秒 46 帧）进行四维成像[7]。以上这些实验均是用健康的实验鼠进行的，没有进行人体实验。2009 年，Biederer 等提出了 MPI 的光谱变体，即用光谱仪对磁性纳米粒子光谱（Magnetic Particle Spectroscopy，MPS）进行分析[8]。该仪器可以看作零维 MPI 扫描仪，即无须创建空间编码的选择场的 MPI 扫描器。通过 MPS 可直接分析不同示踪剂的性能，它甚至允许没有 MPI 扫描仪的研究小组开发定制的示踪剂，以获得最佳的 MPI 性能。另外，MPS 还另有用处。在 MPI 提供相应的原理证明之前，许多基本思想可以在光谱研究中得到验证。例如，Rauwerdink 等人在 2009 年使用 MPS 证明了使用磁性纳米粒子测量温度的可行性[9]。

在 MPI 系统的硬件方面也经历了一些重要的发展。Gleich 和 Weizenecker 在 2005 年和 Gleich 等人在 2008 年出版的 MPI 扫描仪的孔径均为 32 mm,而 Gleich 等人在 2010 年研制出了一个孔径为 12 cm 的 MPI 扫描仪原型机[10]。它配备了聚焦场,可用于在较大孔径内缓慢移动快速采样视场(Field-Of-View,FOV)。在 2011 年和 2015 年期间,飞利浦的研究小组开发了第一台人体扫描仪,并在 2016 年国际医学影像展上展出。该 MPI 人体扫描仪除了在几何尺寸上放大到适合人体扫描之外,还通过增加所应用的选择场的梯度,使得空间分辨率也得到稳步提高。另外,Konkle 等人于 2015 年就开发了磁场梯度为 7 T·dm^{-1}·μ_0^{-1} 的临床前扫描仪[11]。

除了 Gleich 和 Weizenecker 提出的传统 MPI 技术外,一些学者还开发了几种替代技术。Sattel 等人在 2009 年发现传统 MPI 系统中 FOV 均在对称线圈配置之间,从而限制了扫描仪的尺寸,基于此提出了一种单面扫描仪,其中所有场产生和接收线圈位于一侧,测量场位于扫描仪组件的前面[12]。Vogel 等人为了解决由于永磁体限制 FOV 问题,于 2014 年引入了一种行波磁粒子成像方法(Traveling-wave MPI),它采用动态梯度系统以覆盖一个较大的 FOV,同时能够使用原有的线性扫描模式,简化了方法并有利于图像重建[13]。2016 年,Viereck 等人受到示踪剂的磁化响应依赖于频率的变化的启发,提出了一种双频采集方案,与传统的单频 MPI 相比,可以提高不同粒子迁移率检测的灵敏度与对比度[14]。另外,MPI 可与 MRI 结合,Vogel 等人[15]和 Franke 等人[16]分别在 2014 年和 2016 年展示了在同一扫描设备中同时实现 MPI 和 MRI 测量的混合扫描仪的可行性。MPI 发展历程中的一个重要里程碑是由 Bente 等人推出的无场线(Field-Free Line,FFL)MPI 扫描仪,它将激发场从传统的一维(FFP)提高到二维(FFL),提高了成像分辨率和成像速度[17]。原则上 MPI 可以使用任意波形进行激励,但常规 MPI 中均采用正弦信号激励,Tay 等(2016)提出首款非调谐 MPI 扫描仪,具有宽且连续的频率输出范围,有望能提高成像分辨率[18]。

在 MPI 临床前扫描仪的研究开发上,国外有两家公司已经开发出了首款用于临床前应用的商业 MPI 扫描仪。良好硬件的开发进一步促进了 MPI 的临床应用。

在 MPI 图像重建算法上也是一个循序渐进的过程。首先,Rahmer 等人于 2009 年推导了一维 MPI 系统函数,也同理给出了二维、三维 MPI 系统函数[19]。次年,Goodwill 和 Conolly 导出了 MPI 信号的一维 x-space 公式,并对分辨率、带宽、信噪比、比吸收率进行了分析[4]。同年,Knopp 等人利用加权矩阵以提高最小二乘解的质量,提高了图像质量并大大缩短了重建时间[20]。2012 年,Lampe 等人引入了基于正交变换的数据压缩技术从而大大加快了迭代求解器的计算速度,利用该种方法可以实现几乎没有图像质量损失的实时图像重建[21]。根据以上算法可以重建出磁性纳米粒子的灰度图像,而 Rahmer 于 2015 年在图像色彩上取得了突破进展,他们提出了使用"多色"重建方法从不同粒子类型和聚集状态中分离信号的实验证据,这种方法允许区分不同的 MPI 示踪剂[22]。最后,Knopp 和 Hofmann 改善了离线图像重建的缺陷,实现了在线三维图像重建,可以做到在 2 s 延时内直接可视化磁性纳米粒子分布[23]。

除了技术层面的改进以外,MPI 已有广泛的扩展应用。MPI 凭借其高灵敏度性已被用于追踪干细胞[24,25]。MPI 的另一个优势在于长期监控的可行性,研究已表明示踪剂进入红细胞后可以用 MPI 进行三维实时可视化[26]。此外,雾化的磁性纳米粒子被吸入病人肺部以后,可以用 MPI 对肺部示踪剂进行成像[27]。MPI 技术的进一步应用是与磁热疗技术相结合,用线圈加热示踪剂同时实现诊断与治疗,目前 Ohki 等已成功实现两种方法的结合[28]。

综上所述,MPI 具有无辐射、分辨率高、成像装备简单等优点,但 MNPs 粒径的增大会影响磁性纳米粒子的弛豫效应,因而造成成像模糊[29]。同时,MPI 原理上通过感应线圈测量感生电压,激励线圈会与测量线圈相互耦合,两者之间的馈通干扰会直接影响重建图像的分辨率,这些因素一直制约着磁粒子成像的进一步临床应用。

1.2　磁声方法的磁粒子成像

感应式磁声成像是一种基于磁场和声场耦合效应的多物理场成像方法,具有电阻抗成像高对比度和超声成像高分辨率的优点。

磁性纳米粒子磁声浓度成像(MACT-MI)的示意图如图 1-1 所示。为了产生沿 z 方向的梯度磁场,向一对线圈中施加反向脉冲电流。将磁性纳米粒子(MNPs)注入生物组织中,在外加磁场的作用下,MNPs 呈现不同浓度分布。在施加脉冲梯度磁场的作用下,MNPs 被磁化,由于磁场力作用进而激发粒子振动,在生物组织内产生声波,通过生物组织外的超声换能器接收 MNPs 产生的声信号。声信号中包含 MNPs 的浓度信息,通过收集检测点的声压信号,根据声压与磁粒子浓度之间确定的非线性关系,重建 MNPs 在生物组织内的分布情况。

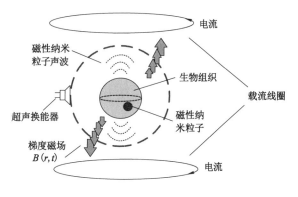

图 1-1　MACT-MI 成像原理图

1.3　正逆问题发展历程

感应式磁声成像(Magnetoacoustic Tomography with Magnetic Induction, MAT-MI)技术最早由学者 He Bin 提出,是一种融合了电-磁-声场的多物理场探测与成像技术[30]。该方法兼具电阻抗成像的高对比度和超声成像高分辨率的优点,能够反映病变生物组织的电导率变化信息。如图 1-2 所示,将需要成像的生物组织目标体置于静磁场中,通过载流线圈将脉冲磁场施加到目标体上,目标体内感应出涡旋电流,感应出的涡流在静磁场下受到洛伦兹力作用而产生机械振动,从而产生超声波(常称之为磁声信号)。由于感应出的涡旋电流与目标体内的电导率有关,那么通过超声换能器获取磁声信号,并通过相应的重建算法,即可获得具有较高对比度和空间分辨率的目标体电导率分布图像。MAT-MI 是一种以超声波为载体的多物理场电导率成像技术,利用生物组织的磁透明性,提高了成像深度。目前,学者们已经从理论和实验上证实了这一成像方法的优越性,但目前国内外的研究程度仍然处于理论的完善与实验设备改善的阶段,离临床研究仍有较长的路程要走[31]。

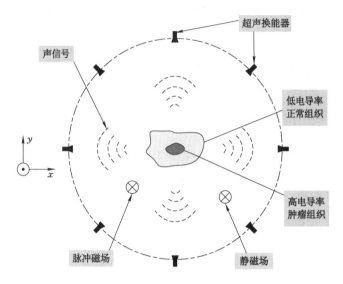

图 1-2 感应式磁声成像

将 MNPs 应用于磁声成像是近年来研究的热点,与常规的磁声造影剂相比,超顺磁性纳米粒子具有尺寸小、磁化率强、生物安全性好等优点。这些纳米粒子能够通过微血管系统传输,并在保持其超顺磁性的同时通过内皮细胞。自 1996 年 FDA 批准用于组织特异性 MRI 造影剂的超顺磁性纳米粒子以来,超顺磁性纳米粒子已经在各种临床应用中得到了应用,以其作为磁声成像的造影剂并不存在相关的安全问题,同时,由于超顺磁性纳米粒子具有特殊的磁性,在生物组织中加入 MNPs 后,MNPs 能够与病变组织发生特异性结合,导致生物组织中的粒子在磁场作用下运动加剧,进而产生较强的声压信号,提高磁声成像的分辨率。

2006 年,Oh Junghwan 等通过借鉴磁致振动光学相干断层扫描,首次将 MNPs 作为标记物来检测小鼠肝脏中的巨噬细胞,并用实验证明相比于光学,超声波更容易实现内部振动信号的检测[32]。2009 年,Mehrmoha mmadi M 等为了降低线圈和组织的热约束,提出脉冲磁声成像的方法,并且探究了脉冲磁动信号对磁纳米粒子浓度的依赖性,研究结果表明 MNPs 可以作为脉冲磁声成像的造影剂[33]。直到 2012 年,Hu 等人首次将磁性纳米粒子引入感应式磁声成像中,他们以嵌入生物组织的超顺磁性纳米粒子为研究对象,实验结果证明了感应式磁声成像可以用来获取生物组织中磁性纳米粒子的尺寸和位置信息[34]。同年,Steinberg 等人使用的特定的超顺磁性纳米粒子结合到肿瘤部位,对肿瘤-磁性纳米粒子复合物进行磁刺激和声学检测,从理论和实验上验证了感应式磁声技术有能力发现直径为 5 mm、深度为 3 cm 的球形肿瘤,为癌症的早期筛查提供了新的途径[35]。但该方法仅提供了关于肿瘤存在的数据,而没有空间信息。基于此,Tsalach 等人于 2014 年开发了一种以到达时间差(Time Difference of Arrival,TDOA)为基础的肿瘤定位算法,通过声传感器阵列测量的肿瘤-磁性纳米粒子复合物产生的声信号来实时估计肿瘤的三维位置[36]。感应式磁声成像已经证实了磁声效应,但其声波频率与激励场的频率相同,而引入磁性纳米粒子以后,Kellnberger 等人发现磁性纳米粒子产生的声信号为二次谐波压力波,并首次用基于光纤干涉仪压力检测器的磁声系统进行了证实[37],随后 Guo 等也证实了在交变磁场激励下磁性纳米粒子只能产生二次谐波磁声振荡[38]。在 2016 年,He Bin 团队的 Mariappan 将基于感应式磁声成像的磁性纳米粒子成像应用于活体裸鼠上,对小鼠后肢诱发的前列腺癌的淋巴结肿的磁性纳米粒子的分布进行成像,与超声成像做对比,证明该方法具有良好的分辨率和成像深度。虽然引入了磁性纳米粒子,但若组织的电导率特性仍然存在,磁声信号就来自于导电物质和磁性纳米粒子两部分所产生的振动,2017 年 Liu 等做了相关研究,提出导电物质和磁性纳米粒子的磁声显微成像,能对生物组织和外来的磁性纳米粒子同时进行成像[39]。直到 2018 年,闫孝姮等人研究了磁性纳米粒子对磁声成像的影响,理论上证明磁性纳米粒子能让磁声信号更明显、分布更均匀,为进一步的研究奠定了理论基础[40]。同年,该团队还研究了磁性纳米粒子的物理参数对感应式磁声成像中电磁场和声场的影响,为感应式磁声成像中磁性纳米粒子物理参数的选择起到了一定的指导作用[41]。此后,张帅等人于 2019 年提出基于时间反演的“磁动力超声成像”[42],是用超声信号分析声场压力,而不是分析组织位移,所以笔者仍将该方法归类为基于磁声效应的磁性纳米粒子成像方法。目前大多数研究均是基于磁性纳米粒子的磁化率参数来对其进行电磁边缘检测,临床医学中磁性纳米粒子的剂量是医生们关注的重点。基于此,史晓玉等人于 2020 年提出感应式磁声磁性纳米粒子浓度成像(MACT-MI,被动式)[43],以经典朗之万顺磁理论为基础,推导了磁力与磁性纳米粒子数量浓度之间的理论关系,建立了包含磁性纳米粒子数量浓度的声压波动方程,并于同年实现了磁性纳米粒子数量浓度的 B 型扫描成像[44]。

在数值建模与数值模拟基础上,建立了多种电导率图像重建法。高精度的成像方法在诊断治疗的研究中具有重要意义,研究更加契合高精度成像方法的图像重建方法有利于提高图像重建质量,提升诊断精度,推动成像方法在医学成像领域的应用,在疾病诊断上具有重大价值。研究者在追求更优的图像重建方法的同时,也一直坚持着对成像方法的探索。基于磁声效应的多物理场图像重建方法,因其高分辨率和高灵敏度的特点受到广泛关注。

2007 年,Hebin 团队提出一种基于电导率分段光滑假设以及依赖于硬件系统的机械旋转的两种重建算法[45],该团队对用于电阻抗成像的磁感应磁声层析成像(Magneto-acoustic Tomography with Magnetic Induction,MAT-MI)进行了计算机仿真和仿体实验研究。在 MAT-MI 中,要成像的物体被放置在静态磁场中,而脉冲磁刺激应用无序来感应物体中的电流。在静态磁场中,电磁力作用于涡流,引起物体的声学振动。然后在物体周围测量传播的声波,以重建电阻抗分布。该研究团队采用两层球形模型进行生物组织模拟,如样本大小、电导率值、静态和脉冲磁场的强度等模型参数被设置为模拟生物组织样本的特征和可行的实验约束。在前向仿真中,电场的电势和电流密度都用泊松方程求解,声场的声压则用前向解计算。然后,根据样品周围的压力仿真分布结果数据重建电阻抗分布。计算机仿真结果表明,MAT-MI 可以重建具有高空间分辨率和高对比度的生物样品电导率图像;仿体实验证实了 MAT-MI 在提供包含阻抗相关信息的高空间分辨率图像方面的可行性。

2008 年,刘国强团队提出了一种无须旋转静磁场的基于洛伦兹力散度单一分量的重建算法[5]。根据麦克斯韦方程组公式,该团队对 MAT-MI 电磁场分布公式进行了推导,提出基于洛伦兹力散度单一分量图像重建算法,建立三维生物电导率模型模拟生物组织的电导率分布,仿真数据进行 MAT-MI 的电导率图像重建。重建结果显示,该团队提出的重建算法能够重建出基本符合实际模型的电导率分布,验证了散度单一分量的重建算法的可行性和正确性,并且该算法可以在无须旋转静磁场的环境下进行。

2009 年,Xia 等人提出了一种以散度作为声源的无旋度矢量场重建理论应用于 MAT-MI[46]。在一定条件下,标量声学测量量可以根据已知的测量几何进行矢量化,以用于重建原始矢量场。该理论根据在包围声源区域表面测得的标量声信号重建矢量声源,从理论上讲,该方法将现有声学互易定理的应用从标量场扩展到了矢量场,表明了激励矢量源和传输声压矢量是可以互换的。以散度作为声源的无旋度矢量场重建理论能够准确地重建电流分布。MAT-MI 的逆问题仿真结果表明,相比于反投影法,该方法能够更好地重建电导率图像。2011 年,Li 等人在分析一维组织的振动、三维声偶极子辐射和平面活塞式换能器声波检测的基础上,提出了 MAT-MI 的声偶极子辐射模型[47]。所收集的波形提供了由于声偶极子辐射模式而在不同振动强度和相位下的电导边界信息。为了描述声传播、声压叠加和换能器波形采集,推导了 MAT-MI 的显式解析解。在图像重建上采用简化反投影算法,以两层圆柱形组织模型为例,能够重建出扫描层在形状和尺寸上的电导率分布,具有明显的边界条纹,该方法为 MAT-MI 进一步研究提供了依据,但是该方法不能显示内部的电导率分布。2013 年,为了克服采用时间反演法处理声场逆问题所存在的缺陷和不足,包括:求导后对数据噪声的放大作用、声压的边缘 Gibbs 效应导致重建图像的伪影等,陈晶等人基于 MAT-MI 的物理过程提出了一种构建系数投影矩阵的数学模型,并使用该模型求解了 MAT-MI 的正问题,求解结果十分接近有限元仿真软件的计算结果。随后在逆问题研究中,基于该数学模型提出了一种利用检测所得的声压数据反求声源项的代数重建算法,通过迭代求解线性方程组的方法得到了三维物体被测区域内的声源分布,利用这些获得的声源重建了切片的电导率分布,验证了方法的可行性[48]。

2014 年,马任团队提出一种基于超声换能器特性的 MAT-MI 三维重建算法[49,50],该算法用于解决由超声换能器和扫描几何形状引起的声表面波声源图像模糊问题。为了改进 MAT-MI 算法,并使其适用于真实的声学检测系统,马任团队研究了声换能器特性对 MAT-MI 成像重建效果的影响。声换能器将声场分布信息数据采集,采用插值法构建真实声换能器的三维声场模型,结合格林函数法和离散化法,该团队并提出一种基于超声换能器特性的 MAT-MI 算法。为了验证该算法,首先,该团队使用来自真实换能器的测量数据建立换能器模型矩阵。参照计算机断层成像算法中使用的三维模型,建立了电导率的三维体模模型。计算机模拟采用球面扫描和柱面扫描两种几何形状。然后,通过有限元分析,利用换能器模型矩阵可以得到涡流分布、声源分布以及声压分布。其次,利用奇异值分解,计算出换能器模型矩阵的逆矩阵和重构算法。使用所提出的算法重建声源和电导率图像。通过比较理想点传感器和真实点传感器来评价算法。最后,使用石墨模型进行实验。该团队发现,使用该算法重建的声源图像比使用前一种算法重建的声源图像具有更好的匹配性,球面扫描几何的相关系数为 98.49%,柱面扫描几何的相关系数为 94.96%。理想点换能器与现实换能器的比较表明,球面扫描医学几何物理与工程研究所的相关系数为 90.2%,柱面扫描几何相关系数为 86.35%。石墨模型实验的重建也显示了使用所提出的算法的更高分辨率,图 1-3 为石墨烯模型的电导率图像重建实验结果图。得出结论:所提出的重建算法,考虑了传感器的特点,可以明显提高重建图像的分辨率。该研究可用于分析换能器位置和扫描几何形状对成像的影响。这可能为重建磁流变液电导率分布提供一种更精确的方法。

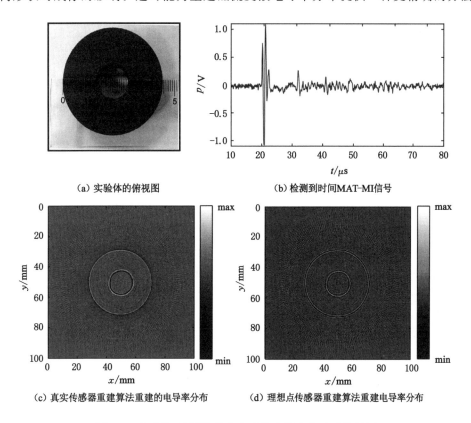

(a) 实验体的俯视图   (b) 检测到时间MAT-MI信号

(c) 真实传感器重建算法重建的电导率分布   (d) 理想点传感器重建算法重建电导率分布

图 1-3　实验体、检测信号和实验体电导率的重建结果图

2016 年,WeiZhang 等人研究了一种非均匀声介质中的声源分布的算法,可以同时实现生物组织声速和电导率的成像[51],该团队提出声学不均匀性显著影响声波的传播。声速的差异会导致重建过程中声源的失真。生物组织的声学和电学特性是磁感应磁声层析成像的重要因素。他们开发了一种新的算法来重建声源在声学非均匀介质中的分布。该算法基于时域有限差分(Finite Difference Time Domain,FDTD)方法和时间反演声学理论;它将对称换能器之间的关系与反投影算法相结合。为了验证该算法,他们建立了不同声速区域的声学非均匀模型。根据旋转聚焦换能器收集的数据,首先重建声速分布,然后重建模型的声源。在不考虑速度差异的情况下,重构声源明显失真。相比之下,所提出的算法产生的重构声源在形状和大小方面与模型一致。因此,所提出的算法能够精确地重建声学不均匀介质中的声源分布,图 1-4 为重建的仿体声速分布图。这种方法提供了一种减小声学不均匀性影响的解决方案。在重建声源的过程中可以得到声速的分布。因此,生物组织的声速和电导率的成像可以同时在多模式医学成像系统中实现。

2017 年,郭各朴等人提出了一种简化的基于边界法向压力(Boundary Normal Pressure,BNP)的电导率重建算法[52]。在 MAT-MI 的研究中,通过对导电体的磁激励和声激励、绕射模式下的声辐射以及换能器的声检测的分析,推导了电导率重建逆问题解的显示

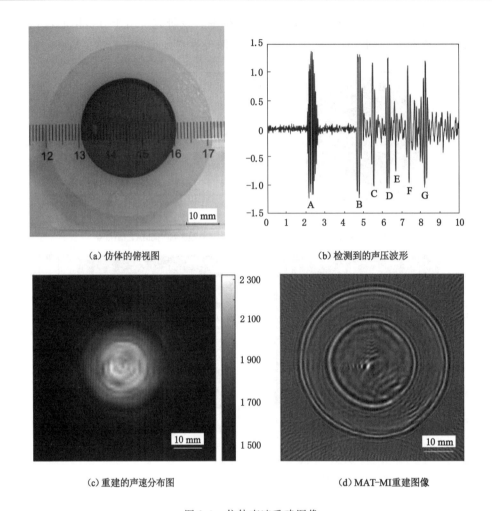

(a) 仿体的俯视图　　　　　　　　(b) 检测到的声压波形

(c) 重建的声速分布图　　　　　　(d) MAT-MI重建图像

图 1-4　仿体声速重建图像

表达式,明确了声压和相应的压力导数的物理意义,证明了利用压力导数的突变可以准确地提取出 BNP。对两层偏心圆柱体模型进行了声压和电导率重建的数值仿真,重建的电导率分布图像如图 1-5 所示,重建图像与模型截面电导率分布具有很好的一致性,成功弥补了传统 MAT-MI 只能成像电导率边界的不足,同时,该方法也被证明了具有一个波长的空间分辨率。该研究提供了一种重建精确电导率的新方法,并提出了 MAT-MI 在具有电导率差异的生物组织成像中的潜在应用。

随着感应式磁声成像技术被应用于磁性纳米粒子探测,从基本的存在信息探测到位置、尺寸成像,再到如今的定量估计,经历了从无到有的艰辛研究历程,但该技术仍有较大的发展空间。从以上国内外研究现状来看,无论是正问题中成像原理的改进还是逆问题中图像重建方法的优化,均是为了得到最终成像效果的提升,分辨率便是衡量成像效果的标准之一。那么,提高基于感应式磁声成像技术中的磁性纳米粒子成像的分辨率是目前纳米医学成像亟待解决的问题。如今的信号获取设备都达到了相当高的精度,但分辨率依旧不高的主要原因在于磁声信号的信噪比较低,故从原理上提升磁声信号的强度是从根本上解决分辨率低下的主要办法之一。此外,还可以另辟蹊径,通过研究新的成像理论来解决图像分辨率低下的问题。

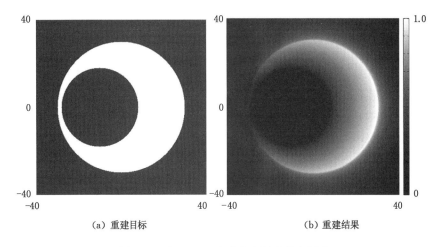

（a）重建目标　　　　　　　（b）重建结果

图 1-5 基于 BNP 重建的电导率分布图像

1.4 本书的主要研究内容

磁粒子成像 0.5 mm 时空分辨率被认为逼近了理论上限，该瓶颈至今没有进展。能否另辟蹊径去研究新的物理效应、新的更高分辨率磁粒子成像方法，具有重要意义。为此，本书借鉴磁声成像技术，旨在研究一种基于磁声耦合的磁粒子浓度成像新方法。

本项目团队自 2018 年起开始尝试将磁声成像技术向微米纳米尺度磁学特性成像领域迈进，并紧接着开展相应的研究工作，先后获得国家自然科学基金等项目的支持，研究基于磁声耦合的超顺磁粒子浓度成像的机理，在成像方法、磁体系统、重建算法等方面做了系列研究工作。在物理场分析方面，开展了电磁场和声场耦合的数值模拟方法研究。在重建算法方面，提出了一些新的观点和方法，进一步提高、优化感应式磁声磁粒子成像方法提供了理论参考，为下一步更好地成像提供了思路和理论指导。

本书将重点介绍我们在感应式磁声磁粒子成像领域中的研究工作。

参考文献

[1] GLEICH B，WEIZENECKER J. Tomographic imaging using the nonlinear response of magnetic particles[J]. Nature，2005，435：1214-1217.

[2] HAN X，LI Y，LIU W F，et al. The applications of magnetic particle imaging：from cell to body[J]. Diagnostics，2020，10(10)：800.

[3] MURASE K，AOKI M，BANURA N，et al. Usefulness of magnetic particle imaging for predicting the therapeutic effect of magnetic hyperthermia[J]. Open Journal of Medical Imaging，2015，5(2)：85-99.

[4] GOODWILL P W，CONOLLY S M. The X-space formulation of the magnetic particle imaging process：1-D signal，resolution，bandwidth，SNR，SAR，and magnetostimulation [J]. IEEE Transactions on Medical Imaging，2010，29(11)：1851-1859.

[5] 陈晓君,韩潇,王晓林,等.基于系统矩阵的磁粒子成像重构研究进展[J].北京生物医学工程,2020,39(2):196-202.

[6] WEIZENECKER J,BORGERT J,GLEICH B. A simulation study on the resolution and sensitivity of magnetic particle imaging[J]. Physics in Medicine and Biology,2007,52(21):6363-6374.

[7] BIEDERER S,KNOPP T,SATTEL T F,et al. Magnetization response spectroscopy of superparamagnetic nanoparticles for magnetic particle imaging[J]. Journal of Physics D:Applied Physics,2009,42(20):205007.

[8] BIEDERER S,KNOPP T,SATTEL T F,et al. Magnetization response spectroscopy of superparamagnetic nanoparticles for magnetic particle imaging[J]. Journal of Physics D:Applied Physics,2009,42(20):205007.

[9] RAUWERDINK A M,HANSEN E W,WEAVER J B. Nanoparticle temperature estimation in combined ac and dc magnetic fields[J]. Physics in Medicine and Biology,2009,54(19):L51-L55.

[10] WEIZENECKER J,GLEICH B,RAHMER J,et al. Three-dimensional real-time in vivo magnetic particle imaging[J]. Physics in Medicine and Biology,2009,54(5):L1-L10.

[11] KONKLE J J,GOODWILL P W,HENSLEY D W,et al. A convex formulation for magnetic particle imaging X-space reconstruction[J]. PLoS One,2015,10(10):e0140137.

[12] SATTEL T F,KNOPP T,BIEDERER S,et al. Single-sided device for magnetic particle imaging[J]. Journal of Physics D:Applied Physics,2009,42(2):022001.

[13] VOGEL P,RUCKERT M A,KLAUER P,et al. Traveling wave magnetic particle imaging[J]. IEEE Transactions on Medical Imaging,2014,33(2):400-407.

[14] VIERECK T,KUHLMANN C,DRAACK S,et al. Dual-frequency magnetic particle imaging of the Brownian particle contribution[J]. Journal of Magnetism and Magnetic Materials,2017,427:156-161.

[15] VOGEL P,LOTHER S,RÜCKERT M A,et al. MRI meets MPI:a bimodal MPI-MRI tomograph[J]. IEEE Transactions on Medical Imaging,2014,33(10):1954-1959.

[16] FRANKE J,HEINEN U,LEHR H,et al. System characterization of a highly integrated preclinical hybrid MPI-MRI scanner[J]. IEEE Transactions on Medical Imaging,2016,35(9):1993-2004.

[17] BENTE K,WEBER M,GRAESER M,et al. Electronic field free line rotation and relaxation deconvolution in magnetic particle imaging[J]. IEEE Transactions on Medical Imaging,2015,34(2):644-651.

[18] TAY Z W,GOODWILL P W,HENSLEY D W,et al. A high-throughput,arbitrary-waveform,MPI spectrometer and relaxometer for comprehensive magnetic particle optimization and characterization[J]. Scientific Reports,2016,6:34180.

[19] RAHMER J,WEIZENECKER J,GLEICH B,et al. Signal encoding in magnetic particle imaging:properties of the system function[J]. BMC Medical Imaging,2009,

9:4.

[20] KNOPP T,RAHMER J,SATTEL T F,et al. Weighted iterative reconstruction for magnetic particle imaging[J]. Physics in Medicine and Biology, 2010, 55(6): 1577-1589.

[21] LAMPE J,BASSOY C,RAHMER J,et al. Fast reconstruction in magnetic particle imaging[J]. Physics in Medicine and Biology,2012,57(4):1113-1134.

[22] RAHMER J,HALKOLA A,GLEICH B,et al. First experimental evidence of the feasibility of multi-color magnetic particle imaging[J]. Physics in Medicine and Biology,2015,60(5):1775-1791.

[23] KNOPP T, HOFMANN M. Online reconstruction of 3D magnetic particle imaging data[J]. Physics in Medicine and Biology,2016,61(11):N257-N267.

[24] ZHENG B,VAZIN T,GOODWILL P W,et al. Magnetic Particle Imaging tracks the long-term fate of in vivo neural cell implants with high image contrast[J]. Scientific Reports,2015,5:14055.

[25] BULTE J W M,WALCZAK P,JANOWSKI M,et al. Quantitative "Hot Spot" Imaging of Transplanted Stem Cells using Superparamagnetic Tracers and Magnetic Particle Imaging (MPI)[J]. Tomography,2015,1(2):91-97.

[26] RAHMER J,ANTONELLI A,SFARA C,et al. Nanoparticle encapsulation in red blood cells enables blood-pool magnetic particle imaging hours after injection[J]. Physics in Medicine and Biology,2013,58(12):3965-3977.

[27] NISHIMOTO K,MIMURA A,AOKI M,et al. Application of magnetic particle imaging to pulmonary imaging using nebulized magnetic nanoparticles[J]. Open Journal of Medical Imaging,2015,5(2):49-55.

[28] OHKI A. Quantitative Evaluation of Tumor Response to combination of Magnetic Hyperthermia Treatment and Radiation Therapy using Magnetic Particle Imaging [J]. International Journal of Nanomedicine and Nanosurgery,2016,2(3).

[29] 朱健健,杨文晖,魏树峰,等. 纳米磁颗粒电磁探测及成像技术研究进展[J]. 中国生物医学工程学报,2018,37(3):344-352.

[30] XU Y,HE B. Magnetoacoustic tomography with magnetic induction (MAT-MI)[J]. Physics in Medicine and Biology,2005,50(21):5175-5187.

[31] 马真,孙正,王健健. 生物感应式磁声成像的研究现状[J]. 中国生物医学工程学报,2016,35(6):729-736.

[32] OH J,FELDMAN M D,KIM J,et al. Detection of magnetic nanoparticles in tissue using magneto-motive ultrasound[J]. Nanotechnology,2006,17(16):4183-4190.

[33] MEHRMOHA MMADI M,OH J,AGLYAMOV S R,et al. Pulsed magneto-acoustic imaging[C]//2009 Annual International Conference of the IEEE Engineering in Medicine and Biology Society. Minneapolis,MN,USA. IEEE,2009:4771-4774.

[34] HU G, HE B. Magnetoacoustic imaging of magnetic iron oxide nanoparticles embedded in biological tissues with microsecond magnetic stimulation[J]. Applied

Physics Letters, 2012, 100(1): 13704-137043.

[35] STEINBERG I, BEN-DAVID M, GANNOT I. A new method for tumor detection using induced acoustic waves from tagged magnetic nanoparticles[J]. Nanomedicine: Nanotechnology, Biology and Medicine, 2012, 8(5): 569-579.

[36] TSALACH A, STEINBERG I, GANNOT I. Tumor localization using magnetic nanoparticle-induced acoustic signals[J]. IEEE Transactions on Biomedical Engineering, 2014, 61(8): 2313-2323.

[37] KELLNBERGER S, ROSENTHAL A, MYKLATUN A, et al. Magnetoacoustic sensing of magnetic nanoparticles[J]. Physical Review Letters, 2016, 116(10): 108103.

[38] GUO G P, GAO Y, LI Y Z, et al. Second harmonic magnetoacoustic responses of magnetic nanoparticles in magnetoacoustic tomography with magnetic induction[J]. Chinese Physics B, 2020, 29(3): 034302.

[39] LIU S Y, ZHANG R C, LUO Y Q, et al. Magnetoacoustic microscopic imaging of conductive objects and nanoparticles distribution[J]. Journal of Applied Physics, 2017, 122(12):.

[40] YAN X H, ZHANG Y, LIU G Q. Simulation research on effect of magnetic nanoparticles on physical process of magneto-acoustic tomography with magnetic induction[J]. Chinese Physics B, 2018, 27(10): 104302.

[41] YAN X H, PAN Y, ZHANG Y, et al. Simulation study on forward problem of magnetoacoustic tomography with magnetic induction based on magnetic nanoparticles[J]. Progress In Electromagnetics Research Letters, 2019, 87: 75-80.

[42] 张帅, 李子秀, 张雪莹, 等. 基于时间反演的磁动力超声成像仿真与实验[J]. 电工技术学报, 2019, 34(16): 3303-3310.

[43] SHI X Y, LIU G Q, YAN X H, et al. Simulation research on magneto-acoustic concentration tomography of magnetic nanoparticles with magnetic induction[J]. Computers in Biology and Medicine, 2020, 119: 103653.

[44] 史晓玉, 刘国强, 闫孝姮, 等. 基于磁性纳米粒子磁声B型扫描成像的仿真研究[J]. 生物医学工程学杂志, 2020, 37(5): 786-792.

[45] LI X, XU Y, HE B. Imaging electrical impedance from acoustic measurements by means of magnetoacoustic tomography with magnetic induction (MAT-MI)[J]. IEEE Transactions on Biomedical Engineering, 2007, 54(2): 323-330.

[46] ZHANG W, MA R, ZHANG S Q, et al. Image reconstruction in magnetoacoustic tomography with magnetic induction with variable sound speeds[J]. IEEE Transactions on Biomedical Engineering, 2016, 63(12): 2585-2594.

[47] LI Y L, MA Q Y, ZHANG D, et al. Acoustic dipole radiation model for magnetoacoustic tomography with magnetic induction[J]. Chinese Physics B, 2011, 20(8): 084302.

[48] 陈晶, 刘国强, 夏慧. 基于矩阵模型的感应式磁声重建算法[J]. 现代科学仪器, 2013 (2): 34-38.

[49] 马任, 张顺起, 殷涛, 等. 基于声换能器特性的三维磁感应磁声成像重建算法[J]. 中国

生物医学工程学报,2014,33(5):532-538.

[50] MA R,ZHOU X Q,ZHANG S Q,et al. A 3D reconstruction algorithm for magneto-acoustic tomography with magnetic induction based on ultrasound transducer characteristics[J]. Physics in Medicine and Biology,2016,61(24):8762-8778.

[51] ZHANG W,MA R,ZHANG S Q,et al. Image reconstruction in magnetoacoustic tomography with magnetic induction with variable sound speeds [J]. IEEE Transactions on Biomedical Engineering,2016,63(12):2585-2594.

[52] GUO G P,DING H P,DAI S J,et al. Boundary normal pressure-based electrical conductivity reconstruction for magneto-acoustic tomography with magnetic induction[J]. Chinese Physics B,2017,26(8):084301.

第 2 章 被动式磁性纳米粒子浓度成像正问题研究

磁性纳米粒子的磁化过程分为动态过程和饱和过程,在传统的 MACT-MI 中未考虑磁性纳米粒子是否处于饱和磁化状态,本章以此为切入点,研究饱和磁化状态下磁性纳米粒子的 MACT-MI 正问题,旨在从原理上改善实验中磁声信号强度低的问题。在本章中,首先研究电磁场正问题中磁性纳米粒子的磁化特性,进行饱和磁化状态下磁性纳米粒子的受力分析,进而分析两种载流线圈产生的磁场特性,然后进行声场正问题分析,建立有源线性声压波动方程并进行解析求解,最后对特定磁性纳米粒子产品进行声压估计,而对于物理结构复杂的成像目标体,往往不能通过解析的方法来进行电磁-声耦合场的计算,需要用到有限元方法来求解。本章后面利用 COMSOL Multiphysics 软件开展 MACT-MI 的正问题分析,求解电磁-声耦合场,研究耦合场中各物理量之间的相互关系。

2.1 成像原理

在 MACT-MI 中,如图 2-1 所示,对被磁性纳米粒子标记的生物组织施加由麦克斯韦线圈产生的时变梯度磁场,磁性纳米粒子被磁化后与时变磁场相互作用受磁力振动而产生超声信号,由于磁性纳米粒子在生物组织中分布的数量浓度不同导致所受磁力不同,进而导致所产生的声压信号不同。通过旋转超声换能器检测含有数量浓度信息的声压信号,进而根据声压数据与磁性纳米粒子数量浓度之间确定的非线性关系,采用时间反转法以及有限差分法重构数量浓度分布图像。

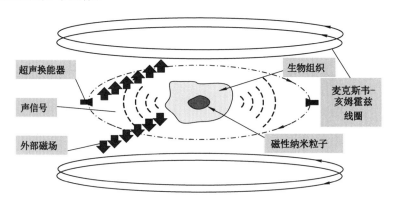

图 2-1 被动式磁性纳米粒子浓度成像原理图

2.2　电磁场正问题分析

在上一节中已经给出了 MACT-MI 原理,而 MACT-MI 研究又分为正问题研究和逆问题研究,如图 2-2 所示,MACT-MI 正问题与感应式磁声成像(MAT-MI)正问题类似,主要分为两大部分:一是已知目标体磁场分布和磁性纳米粒子数量浓度分布求解磁力散度声源,即电磁场正问题;二是已知声源和目标体声学特性求解空间的声场分布,即声场正问题。本小节主要介绍在外部磁场作用下磁性纳米粒子的磁行为及产生这种行为的相关原理和外部磁场的产生理论。

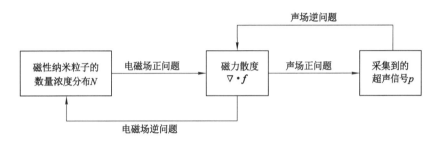

图 2-2　MACT-MI 正逆问题关系

2.2.1　磁性纳米粒子的饱和磁化强度

(1)磁性纳米粒子的数量浓度

由于粒子处于纳米范围内,尺寸微小以至于不可能用 MACT-MI 方法来确定某一个磁性纳米颗粒的精确位置,只能用粒子的空间浓度图像来表示其相对位置,如图 2-3 所示,左图显示了磁性纳米粒子数量浓度分布,右边是根据数量浓度差异绘制的灰度值图,也就是 MACT-MI 方法能够呈现的图像。

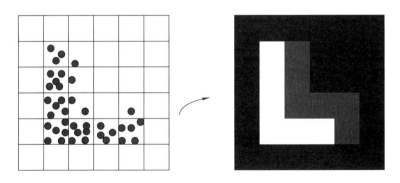

图 2-3　磁性纳米粒子数量浓度分布

在本书中,用 N 来表示磁性纳米粒子在单位体积内的数量,单位为个/mL,计算公式如式(2-1)所示

$$N = \frac{N_{\mathrm{MNPs}}}{\Delta V} \tag{2-1}$$

其中，N_{MNPs} 为体积 ΔV 内的磁性纳米粒子数量。而实际医学应用中，磁性纳米粒子的结构较为复杂，但可以简化为核壳结构（以球形为例），如图 2-4 所示，主要由磁芯和防止团聚的非磁性涂层构成，通常磁芯是氧化铁（Fe_2O_3）。

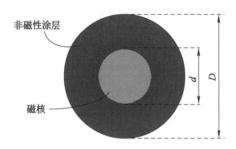

图 2-4　球形磁性纳米粒子的核壳结构

市面上售卖的医用磁性纳米粒子产品不会直接给出其数量浓度，只会提供某一温度下的密度 $D(\text{g/mL})$ 和体积分数 c。根据化学中的计算方法，首先计算磁性纳米粒子的物质的量浓度 n_{MNPs}

$$n_{\text{MNPs}} = \frac{cD}{M_{Fe_2O_3}} \tag{2-2}$$

式中，$M_{Fe_2O_3}$ 是氧化铁的摩尔质量。

再根据阿伏伽德罗定律，可计算出数量浓度 N

$$N = n_{\text{MNPs}}N_A = \frac{cDN_A}{M_{Fe_2O_3}} \tag{2-3}$$

式中，N_A 为该温度下的阿伏伽德罗常数。

（2）磁性纳米粒子的磁化

MACT-MI 中描述磁性纳米粒子磁化行为的基本理论是热平衡下的朗之万经典顺磁理论。如图 2-5 所示，考虑每个粒子均为单磁畴结构，磁性由其固有磁矩 $\boldsymbol{m}$ 来描述（粒子上的小箭头表示）。在无外部磁场作用时，磁性纳米粒子在基液中受液体分子热运动的作用，其磁矩取向杂乱无章，随机分布，宏观上的平均磁矩为零，对外不显磁性；当有外部磁场作用时，磁矩在一定程度上转向外场，平均磁矩平行于外部磁场，对外显磁性，且磁化响应的大小取决于外部磁场强度和温度；而当外部磁场撤消后，又因液体分子热运动的存在，磁矩快速恢复随机取向，对外不显磁性，无剩磁。

根据朗之万经典顺磁性理论，当外部磁场存在时，磁性纳米粒子迅速被磁化，固有磁矩空间取向遵循麦克斯韦-波尔兹曼分布律，忽略弛豫效应，整体磁化强度 $\boldsymbol{M}$ 可表示[1]

$$\boldsymbol{M}(\boldsymbol{H}) = NmL(\alpha)\boldsymbol{e}_H \tag{2-4}$$

式中，$m = \|\boldsymbol{m}\|_2$ 是固有磁矩的大小；$L(\alpha)$ 为朗之万函数，$L(\alpha) = \cot h\alpha - 1/\alpha$，其中 $\alpha = \mu_0 mH/(k_BT)$；$H = \|\boldsymbol{H}\|_2$ 为外部磁场强度大小；μ_0 为真空中磁导率；k_B 为玻尔兹曼常数；T 为温度，K；$\boldsymbol{e}_H$ 表示与外加磁场方向相同的单位向量。

在式（2-4）中，磁性纳米粒子的固有磁矩的大小 m 可以由下面的式子计算得出

$$m = VM_{\text{core}}^S \tag{2-5}$$

式中，M_{core}^S 是构成单个磁性纳米粒子核的材料的饱和磁化强度；V 是单个磁性纳米粒子核的

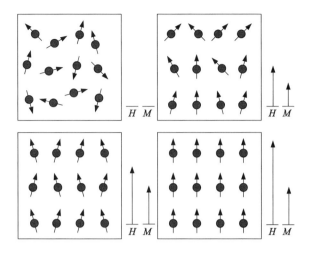

图 2-5　磁性纳米粒子的微观磁化

体积。对于如图 2-4 所示的球形磁性纳米粒子,体积计算公式为

$$V = \frac{\pi d^3}{6} \tag{2-6}$$

式中,d 是磁性纳米粒子核的直径。

　　根据式(2-4)可知,磁性纳米粒子的磁化强度与外部磁场之间的关系为非线性的朗之万函数,如图 2-6 所示。当外部磁场从零开始增加时,磁化强度随之迅速增大,称为磁化过程的动态部分。当外部磁场强度大小超过 H_{sat} 时,磁化强度趋于饱和,不再随外部磁场的增大而增大,称为饱和部分。H_{sat} 被称为饱和磁场强度,表达式为

$$H_{sat} = \frac{\xi kT}{\mu_0 m} \tag{2-7}$$

式中,饱和磁场强度 H_{sat} 一般定义为磁性纳米粒子溶液的磁化强度达到饱和磁化强度的 80% 时的磁场强度,此时 $\xi = 5$。那么数量浓度为 N 的磁性纳米粒子的饱和磁化强度 M_s 可以表示为[2]

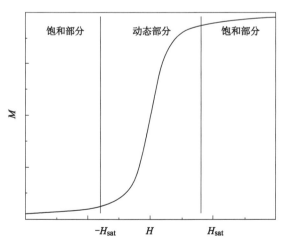

图 2-6　外部磁场与磁性纳米粒子磁化强度之间的关系

$$\boldsymbol{M}_s = Nm\boldsymbol{e}_H \tag{2-8}$$

因此，根据外部磁场的大小，磁性纳米粒子的磁化强度可以表示为

$$\boldsymbol{M}(\boldsymbol{H}) = \begin{cases} NmL(\alpha)\boldsymbol{e}_H \\ \approx Nm\boldsymbol{e}_H & H > H_{sat} \end{cases} \tag{2-9}$$

2.2.2 磁饱和磁性纳米粒子的受力分析

（1）受力分析

在 MACT-MI 电磁场正问题中，时变磁力提供声源使磁性纳米粒子机械振动而产生超声信号。磁性纳米粒子的电磁特性可简化为磁偶极子模型[3]，以 m 表示磁性纳米粒子的磁矩，当对其施加时变的外部磁场 $\boldsymbol{B}$ 时，受到的磁力可以表示为[4,5]

$$\boldsymbol{F} = (\boldsymbol{m} \cdot \nabla)\boldsymbol{B} \tag{2-10}$$

假设生物组织中存在数量浓度为 N 的磁性纳米粒子，那么作用在磁性纳米粒子上的磁力可以表示为[6]

$$\boldsymbol{f} = \int_0^N \boldsymbol{F}\mathrm{d}N = \int_0^N (\boldsymbol{m} \cdot \nabla)\boldsymbol{B}\mathrm{d}N \tag{2-11}$$

在笛卡儿坐标系中，将磁力在 x、y 和 z 三个方向分解，得到

$$[f_x f_y f_z] = \int_0^N \left[\frac{\partial B_x}{\partial x} \quad \frac{\partial B_x}{\partial y} \quad \frac{\partial B_x}{\partial z} \frac{\partial B_y}{\partial x} \right][m_x m_y m_z]\mathrm{d}N \tag{2-12}$$

式中，f_x、f_y、f_z 是磁力 $\boldsymbol{f}$ 在 x、y、z 三个方向上的分量；B_x、B_y、B_z 是时变外部磁场 $\boldsymbol{B}$ 分别在 x、y、z 三个方向上的分量；m_x、m_y、m_z 是磁性纳米粒子的磁矩 $\boldsymbol{m}$ 分别在 x、y、z 三个方向上的分量。

当时变外部磁场 $\boldsymbol{B}$ 由麦克斯韦线圈提供时，主要是 z 方向的磁场 B_z。根据描述的磁性纳米粒子的磁化特性，其所受磁力可以化简为

$$\boldsymbol{f} = \frac{\partial B_z}{\partial z}\boldsymbol{e}_z \int_0^N m_z \mathrm{d}N = M(H)\frac{\partial B_z}{\partial z}\boldsymbol{e}_z \tag{2-13}$$

由于麦克斯韦线圈提供的磁场梯度有限，无法提供足够大的磁力来激发更强的磁声信号，在实际实验过程中磁声信号的信噪比很低。根据式（2-13）可知，磁性纳米粒子受到的磁力大小由磁化强度大小 $M(H)$ 和磁场梯度大小 $\partial B_g(r)/\partial z$ 的乘积共同决定。从磁性纳米粒子的角度考虑，增加其磁化强度。现假设施加的时变外部磁场为

$$\boldsymbol{B}_z = \boldsymbol{B}_{sat} + \boldsymbol{B}_g \tag{2-14}$$

式中，$\boldsymbol{B}_{sat}$ 是与饱和磁场强度 H_{sat} 对应的静态磁场分量，作用是使磁性纳米粒子的磁化达到饱和状态。$\boldsymbol{B}_g$ 是梯度磁场分量，而且是时间和空间的函数。

当磁性纳米粒子在静磁场 $\boldsymbol{B}_{sat}$ 下达到饱和磁化状态时，根据式（2-8）和式（2-13）可得到磁饱和磁性纳米粒子的受力描述

$$\boldsymbol{f} = M_s \frac{\partial B_g}{\partial z}\boldsymbol{e}_z = Nm\frac{\partial B_g}{\partial z}\boldsymbol{e}_z \tag{2-15}$$

若成像目标体在磁场源近场时，时变矢量 $\boldsymbol{B}_g$ 可以表示为空间项时间项的乘积[7]

$$\boldsymbol{B}_g(\boldsymbol{r},t) = \boldsymbol{B}_g(\boldsymbol{r})s(t) \tag{2-16}$$

式中，$\boldsymbol{B}_g(\boldsymbol{r})$ 是梯度磁场的空间分布；而 $s(t)$ 描述其时间特性。那么，式（2-15）可以表示为

$$f(\boldsymbol{r},t) = Nm\frac{\partial B_g(r)}{\partial z}s(t)\boldsymbol{e}_z \tag{2-17}$$

式中，$f(\boldsymbol{r},t)$ 表示磁力是时间和空间的函数。外部磁场的时间项 $s(t)$ 也是磁力函数的时间项。从式 (2-17) 可以看出，对于同种类的处于饱和磁化状态的磁性纳米粒子的固有磁矩大小 m 为常数，磁力的大小取决于磁性纳米粒子的数量浓度 N 和外部磁场的梯度 $\partial B_g(r)/\partial z$。在设计 MACT-MI 实验装置的激励磁场时，可以利用静磁场和梯度磁场来增加磁力，从而改善磁声信号的信噪比。

（2）时空分离条件的验证

上文提到式 (2-16) 中时空分离的条件是成像目标体处于磁场源近场，即研究对象的物理尺寸比电磁波的波长小得多。为了判断研究对象是否处于磁场源的近场，需要求解生物组织中的电磁波长度，求解过程如下。

根据单频正弦均匀平面波在生物组织中的传播特性，传播常数 k 可以表示为

$$k = \alpha + \mathrm{j}\beta \tag{2-18}$$

$$\alpha = \omega\sqrt{\frac{\mu\varepsilon}{2}\left(\sqrt{1+\frac{\sigma^2}{\omega^2\varepsilon^2}}-1\right)} \tag{2-19}$$

$$\beta = \omega\sqrt{\frac{\mu\varepsilon}{2}\left(\sqrt{1+\frac{\sigma^2}{\omega^2\varepsilon^2}}+1\right)} \tag{2-20}$$

式中，ω 是激励电流的角频率；μ 是生物组织的磁化率，取相对磁导率 $\mu_r=1$；ε 是生物组织的介电常数，取相对介电常数 $\varepsilon_r=3.858\,28$[8]。生物组织的电导率 σ 约为 $0.2\ \mathrm{S/m}$。实验中常用的激励电流的频率约为 $1\ \mathrm{MHz}$，则可得到对应的角频率 ω。

根据上述参数，可计算式 (2-19) 和式 (2-20) 中含有的 $\sigma/\omega\varepsilon$ 项远大于 1，即

$$\frac{\sigma}{\omega\varepsilon} \approx 933.058 \gg 1 \tag{2-21}$$

那么生物组织可以近似为良导体介质，传播常数可以简化为

$$k \approx \alpha + \mathrm{j}\beta = (1+\mathrm{j})\sqrt{\frac{\omega\mu\sigma}{2}} \tag{2-22}$$

$$\beta = \sqrt{\frac{\omega\mu\sigma}{2}} \tag{2-23}$$

生物组织中的电磁波长 λ 为

$$\lambda \approx \frac{2\pi}{\beta} = 2\pi\sqrt{\frac{2}{\omega\mu\sigma}} \approx 7.07\ \mathrm{m} \tag{2-24}$$

当电流激励的频率为 $1\ \mathrm{MHz}$，计算得到生物组织中电磁波长约为 $7.07\ \mathrm{m}$，远大于研究对象（一般为人体）的空间尺寸，符合近场近似条件。因此，研究空间内的任何点的量都可以进行时空分离。

2.2.3　麦克斯韦-亥姆霍兹线圈产生的磁场

在传统的 MACT-MI 中，磁场梯度 B_g 仅由麦克斯韦线圈提供。麦克斯韦线圈产生的磁场强度难以使磁性纳米粒子达到饱和磁化状态，而亥姆霍兹线圈能产生空间均匀的时变磁场[9]。如图 2-7 所示，将两种线圈结合，麦克斯韦线圈单独提供梯度磁场，亥姆霍兹线圈

和麦克斯韦线圈两者一起提供能使磁性纳米粒子达到饱和磁化状态的饱和磁场,两种线圈的结构决定了产生磁场的单方向性,即轴向方向。本书将这种组合线圈称之为麦克斯韦-亥姆霍兹线圈。

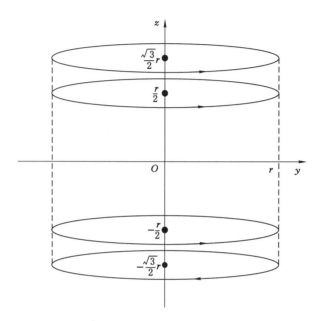

图 2-7 麦克斯韦-亥姆霍兹线圈

亥姆霍兹线圈由两组平行的同轴圆形线圈组成,上下线圈之间的距离恰好与线圈的半径相等。当亥姆霍兹线圈的轴线在 z 轴上时,给上下两线圈通以同方向同大小的电流时,中心位置产生的 z 方向磁通密度为

$$\boldsymbol{B}_{\text{sat}} = \left\{ \frac{\mu_0 n_1 I_1 r^2}{2\left[(r/2 - z)^2 + r^2\right]^{3/2}} + \frac{\mu_0 n_1 I_1 r^2}{2\left[(r/2 + z)^2 + r^2\right]^{3/2}} \right\} \boldsymbol{e}_z \tag{2-25}$$

式中,n_1 是亥姆霍兹线圈中上线圈或者下线圈的匝数;I_1 是通过线圈的电流;r 是线圈的半径。

麦克斯韦线圈与亥姆霍兹线圈的不同有两方面。一方面是上、下线圈之间的距离变成了线圈半径的 $\sqrt{3}$ 倍。另一方面是上、下线圈通过电流的方向相反。当麦克斯韦线圈的轴线与 z 轴重合时,给上下两线圈通以方向相反、大小相同的电流时,中心位置产生的 z 方向的磁通密度为

$$\boldsymbol{B}_g = \left\{ \frac{\mu_0 n_2 I_2 r^2}{2\left[\left(\sqrt{3}r/2 + z\right)^2 + r^2\right]^{3/2}} - \frac{\mu_0 n_2 I_2 r^2}{2\left[\left(z - \sqrt{3}r/2\right)^2 + r^2\right]^{3/2}} \right\} \boldsymbol{e}_z \tag{2-26}$$

式中,n_2 是麦克斯韦线圈中上线圈或者下线圈的匝数;I_2 是通过线圈的电流。

那么,由麦克斯韦-亥姆霍兹线圈在中心区域产生的磁通密度可由两种线圈产生磁通密度的线性叠加得到,由式(2-25)和式(2-26)可得

$$\boldsymbol{B}_z = \boldsymbol{B}_{\text{sat}} + \boldsymbol{B}_g = \left\{ \frac{\mu_0 n_1 I_1 r^2}{2\left[(r/2-z)^2 + r^2\right]^{3/2}} + \frac{\mu_0 n_1 I_1 r^2}{2\left[(r/2+z)^2 + r^2\right]^{3/2}} + \frac{\mu_0 n_2 I_2 r^2}{2\left[\left(\sqrt{3}r/2+z\right)^2 + r^2\right]^{3/2}} - \frac{\mu_0 n_2 I_2 r^2}{2\left[\left(z-\sqrt{3}r/2\right)^2 + r^2\right]^{3/2}} \right\} \boldsymbol{e}_z$$

$$\tag{2-27}$$

2.3　声场正问题及其计算

　　MACT-MI 的声场正问题是已知磁力声源和成像目标体声学特性来求解成像目标体所在空间的声压场分布。上一节中已经分析了磁力声源的求解式,本节将根据成像目标体声学特性可进行声场求解条件的合理简化,进而导出有源线性声压波动方程,再利用格林函数法对声压波动方程进行求解,并在特定模型下对 MACT-MI 的磁声信号振幅进行了合理约算。

2.3.1　声场正问题分析

　　MACT-MI 的声场正问题即由磁力散度求解原始声场的过程。声场特性可以通过媒质中的声压、质点速度以及媒质密度的变化量来表征,其中声压是最常用来描述声场特性的物理量。以声压为例,声场传播的过程是声压的时间、空间变化过程,即声压每个时刻、每个位置都在变化。针对 MACT-MI 方法,可以基于牛顿第二定律、质量守恒定律以及描述压强、温度与体积等状态参数关系的物态方程,在理想流体媒质的假设条件下,可以推导出有源线性声压波动方程,如式(2-28)所示。这里所说的理想流体媒质假设是[10]:

　　(1) 媒质为理想流体,即媒质中不存在黏滞性,声波在这种理想媒质中传播时没有能量的损耗。

　　(2) 没有声扰动时,媒质在宏观上是静止的,即初速度为零,同时媒质是均匀的,因此媒质中静态压强、静态密度都是常数。

　　(3) 声波传播时,媒质中稠密和稀疏的过程是绝热的,即媒质与毗邻部分不会由于声过程引起的温差而产生热交换,也就是说在此讨论的是绝热过程。

　　(4) 媒质中传播的是小振幅声波,各声学变量都是一级微量,声压远小于媒质中静态压强,质点速度远小于声速,质点位移远小于声波波长,媒质密度增量远小于静态密度,或密度的相对增量远小于 1。

$$\nabla^2 p(\boldsymbol{r}, t) - \frac{1}{c_s^2} \frac{\partial^2 p(\boldsymbol{r}, t)}{\partial t^2} = \nabla \cdot \boldsymbol{f}(r, t) \qquad (2\text{-}28)$$

式中,r 为声场中的任意一点;$p(\boldsymbol{r}, t)$ 为声压场的时空分布;c_s 为生物组织内的声速;$\boldsymbol{f}(r, t)$ 为磁性纳米粒子受到的磁力;磁力散度 $\nabla \cdot \boldsymbol{f}$ 即为声源项。

　　以载流线圈通电之前为初始时刻,此时成像目标体中无磁场,磁性纳米粒子不受磁力,既不存在声源时,可以认为初始条件是

$$\begin{cases} p \big|_{t=0^-} = 0 \\ \dfrac{\partial p}{\partial t} \bigg|_{t=0^-} = 0 \end{cases} \qquad (2\text{-}29)$$

　　那么,MACT-MI 的声场正问题可以表示为

$$\begin{cases} \nabla^2 p(\boldsymbol{r}, t) - \dfrac{1}{c_s^2} \dfrac{\partial^2 p(\boldsymbol{r}, t)}{\partial t^2} = \nabla \cdot \left[Nm \dfrac{\partial B_g(r)}{\partial z} s(t) \boldsymbol{e}_z \right] \\ p \big|_{t=0^-} = 0 \\ \dfrac{\partial p}{\partial t} \bigg|_{t=0^-} = 0 \end{cases} \qquad (2\text{-}30)$$

2.3.2 声压波动方程的格林函数积分解析解

根据无界空间格林函数法,结合卷积特性,可得到式(2-30)的格林函数积分解析解

$$p(\boldsymbol{r},t) = -\frac{1}{4\pi} \iiint_\Omega \mathrm{d}r_0 \left[\nabla \cdot \left(Nm \frac{\partial B_g(\boldsymbol{r}_0)}{\partial z} s(t) \boldsymbol{e}_z \right) \right] \frac{\delta(t - |\boldsymbol{r} - \boldsymbol{r}_0|/c_s)}{|\boldsymbol{r} - \boldsymbol{r}_0|} \tag{2-31}$$

式中,$\boldsymbol{r}_0$ 为源点位置;Ω 为空间积分区域。从式(2-31)可以看出,当假定媒质的声学特性均匀,即对于式(2-30)中的 c_s 为常数时,对于任意时间项激励的声场求解问题,都可以转化为冲激函数形式激励的声场求解问题。

在上述 MACT-MI 声场正问题研究过程中忽略了时变磁场下生物组织内部的感生电流以及生物组织所受到的洛伦兹力对声场的贡献,仅将磁性纳米粒子受到的磁力作为声源,主要原因是:生物组织电导率低,在低频时变磁场下所感应出的电流较小;另外,在 MAT-MI 中没有忽略洛伦兹力是因为存在静磁场,较强的静磁场与较弱的感生电流相互作用所产生的洛伦兹力不可忽略,且可以作为 MAT-MI 的声源,而在 MACT-MI 中不存在强静磁场,且声源项为磁力,所以在 MACT-MI 中可以直接忽略洛伦兹力对声场的贡献。

2.3.3 声压估计

本书用球体模型来估计饱和磁化状态下磁性纳米粒子的磁声信号的振幅。根据式(2-31)计算 t 时刻 $(0,0,z_d)$ 处超声换能器接收到的声压大小。当积分对象为声源点,且磁力时间项 $s(t)$ 为冲激函数 $\delta(t)$,可以将哈密顿算子移出积分[11],得到

$$p_\delta(z_d,t) = -\frac{1}{4\pi} \nabla_{z_d} \cdot \iiint_\Omega \mathrm{d}r_0 \left(Nm \frac{\partial B_g(r_0)}{\partial z} \boldsymbol{e}_z \right) \frac{\delta(t - R/c_s)}{R} \tag{2-32}$$

其中,$R = |z_d - r_0| = c_s t$,积分区域 Ω 为整个内球体,整个内球里的磁力声源对声场分布都有相应的贡献。

假设声源区域为半径 b 的球体,在实际成像中代表磁性纳米粒子集群区域。根据超声换能器只能检测到对应聚焦平面的平面声源激发出的声场的特性,以球声源中心为笛卡儿坐标系原点,超声换能器位置坐标为 $(0,0,z_d)$,此时超声换能器位于球声源中心的正上方,超声换能器获得的声压信号由以 R 为半径且与球声源相交所截的曲面声源辐射,考虑到广义函数 $\delta(t)$ 的挑选性,$p_\delta(z_d,t)$ 的体积分可以转化为两球相交截面的面积分,如图 2-8 所示。假定存在 B_{sat} 使磁性纳米粒子处于饱和磁化状态,而且磁场梯度 $\partial B_g(r)/\partial z = a$,在 t 时刻超声换能器处声压计算可以简化为

$$\begin{cases} p_\delta(z_d) = -\dfrac{Nma}{4\pi R} \nabla_{z_d} \cdot \left(\boldsymbol{e}_z \displaystyle\int_S \mathrm{d}s \right) \\ S: \begin{cases} S_1: x^2 + y^2 + z^2 = b^2 \\ S_2: x^2 + y^2 + (z - z_d)^2 = R^2 \end{cases} \end{cases} \tag{2-33}$$

其中,积分曲面为 S_2 在 S_1 内的球冠部分。

当时刻 $t \in ((z_d - b)/c_s, (z_d + b)/c_s)$,式(2-33)中的积分为第一类曲面积分,积分结果为 S_2 在 S_1 内的球冠面积,则式(2-33)可以化简为

$$p_\delta(z_d) = -\frac{Nma(R^2 - b^2 - z_d^2)}{4z_d^2} \tag{2-34}$$

那么,在 $(0,0,z_d)$ 处检测到的声压为

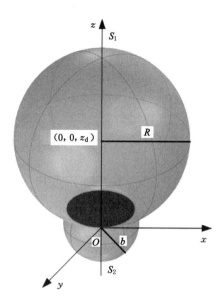

图 2-8　积分平面示意图

$$p_\delta(z_d) = \begin{cases} -\dfrac{Nma(R^2 - b^2 - z_d^2)}{4z_d^2}, & t \in \left(\dfrac{z_d - b}{c_s}, \dfrac{z_d + b}{c_s}\right) \\[3mm] 0, & t \notin \left(\dfrac{z_d - b}{c_s}, \dfrac{z_d + b}{c_s}\right) \end{cases} \tag{2-35}$$

EMG 308(Ferrotec(USA)Corporation)是 MACT-MI 中常用的实验磁性纳米粒子产品,其规格如表 2-1 所示。计算时取外磁场梯度 $a=0.1$ T/m,$t=15$ μs 时 S_1 半径 $R=c_s t=22.5$ mm,S_2 半径 $b=5$ mm,超声换能器位置 $z_d=25$ mm,可以计算得 $(0,0,z_d)$ 处的饱和磁化状态下磁性纳米粒子所激发的声压幅值为 $3.962\ 4\times10^{-4}$ Pa,若采用兆赫激励,对于市面上已有的中心频率为 1 MHz 的超声换能器,该声压级别是可以测量的。

表 2-1　EMG 308 规格

名　称	表达式	值
粒径	d	10 nm
密度	D	1.06×10^3 kg/m^3
体积分数	c	1.2% vol
饱和磁场强度	H_{sat}	1 000 Oe
饱和磁化强度	M_s	6.6 mT
磁矩	$m=\pi d^3 M_s/6$	2.75×10^{-21} A·m^2
数量浓度	$N=DcN_A/M_{Fe_2O_3}$	$4.785\ 9\times10^{19}$/mL

2.4　被动式磁性纳米粒子浓度成像仿真分析

被动式磁性纳米粒子浓度成像(MACT-MI)涉及的电磁场正问题和声场正问题均在前两节进行了介绍。显然,简单模型的电磁-声耦合场分析较为简单,可以借助数学物理方法获得各物理量的解析解,然后直接用在声场数学模型中计算即可。而对于物理结构复杂的成像目标体,往往不能通过解析的方法来进行电磁-声耦合场的计算,需要用到有限元方法来求解。因此,本章主要介绍利用 COMSOL Multiphysics 软件开展 MACT-MI 的正问题分析,求解电磁-声耦合场,研究耦合场中各物理量之间的相互关系。

2.4.1　仿真模型

为了与传统 MACT-MI 对比,构建麦克斯韦线圈和麦克斯韦-亥姆霍兹线圈两种模型,如图 2-9 所示,线圈材料为铜,以 z 轴为中心轴放置,线圈半径取 $r=200$ mm,以原点为线圈中心,中间浅蓝色圆柱为研究区域(Region of Interest,ROI)。以俯视视角看,在麦克斯韦线圈的上线圈和亥姆霍兹线圈的上、下线圈中同时通入逆时针方向的电流,而在麦克斯韦线圈的下线圈中通入同样大小的顺时针方向的电流,线圈中均通入时间特性如图 2-10 所示时间特性的电流,持续时间为 1 μs,峰值出现在 0.2 μs 时刻。

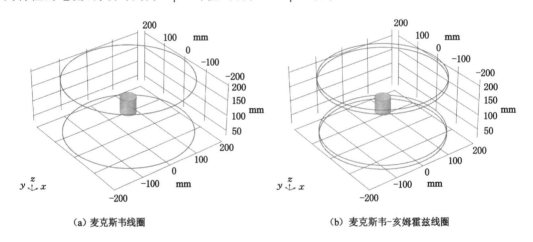

(a) 麦克斯韦线圈　　　　　　　　　　　　(b) 麦克斯韦-亥姆霍兹线圈

图 2-9　两种线圈模型

借助 COMSOL Multiphysics 建立二维轴对称成像目标体模型,如图 2-11 所示,底面半径为 25 mm,高为 50 mm 的圆柱来模拟生物组织。因为生物组织几乎没有磁性,则可忽略生物组织的磁属性,设置相对磁导率为 1;生物组织里层嵌有半径为 5 mm 的球体,模拟磁性纳米粒子集群,球心坐标为(0,120),集群的磁性纳米粒子数量浓度为 N,由于集群的磁属性已经在磁化公式中描述,仿真时仍设置其相对磁导率为 1。磁性纳米粒子的参数仍取表 2-1 中的数据。

2.4.2　电磁场分析

利用 COMSOL Multiphysics 软件计算麦克斯韦线圈和麦克斯韦-亥姆霍兹线圈在脉冲

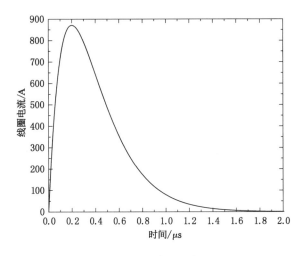

图 2-10　线圈电流

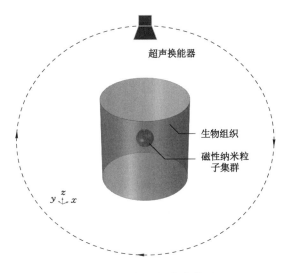

图 2-11　生物组织仿真模型

电流激励下产生的磁场。由于麦克斯韦线圈会在其中心区域产生零磁场点,故将磁性纳米粒子集群中心置于(0,130)。如图 2-12(a)所示,麦克斯韦-亥姆霍兹线圈在磁性纳米粒子集群区域产生的磁通密度约为 0.18 T,大于表 2-1 中 EMG 308 的饱和磁场强度 1 000 Oe,而图 2-12(b)中磁性纳米粒子集群所在区域磁通密度约为 0.02 T,说明麦克斯韦-亥姆霍兹线圈在 ROI 产生的磁场能使 EMG 308 样品达到饱和磁化状态。在模型中取截线 $r=0$ 并绘制出磁通密度 z 分量曲线,如图 2-13 所示,其中截线的起止点 A、C 坐标分别为(0,145)、(0,95),(a)(b)中直线斜率分别为 3.78×10^{-4}、6.57×10^{-4},横坐标单位为 mm,那么磁场梯度分别为 0.657 T/m、0.378 T/m,由此可见两种线圈都能在 ROI 中产生稳定的梯度磁场。

　　麦克斯韦-亥姆霍兹线圈产生的磁场使磁性纳米粒子达到了饱和磁化状态,所以用饱和磁化状态下的受力公式(2-17)计算磁力,而暴露在麦克斯韦线圈产生磁场中的磁性纳米粒子所受磁力用式(2-13)计算磁力。如图 2-14 所示,取 B(0,120)点,观测两种线圈下磁性纳

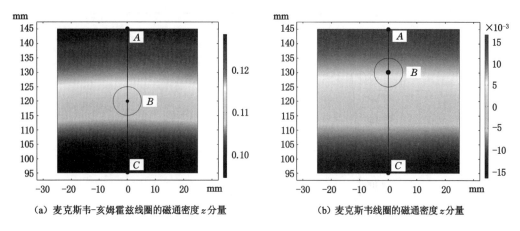

（a）麦克斯韦-亥姆霍兹线圈的磁通密度z分量　（b）麦克斯韦线圈的磁通密度z分量

图 2-12　线圈在 ROI 的 RZ 截面上的磁通密度

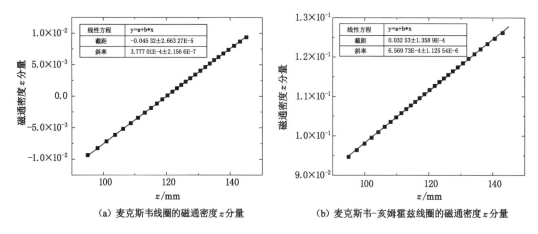

（a）麦克斯韦线圈的磁通密度z分量　（b）麦克斯韦-亥姆霍兹线圈的磁通密度z分量

图 2-13　截线 AC 上的磁通密度z分量

米粒子所受到的磁力随时间的变化。时延特性的存在使得电流峰值时间与磁力峰值时间不一致，后者出现在 0.5 μs 处。由于电磁场作用以及线圈阻抗特性，磁力不能在短时间内恢复到零，麦克斯韦线圈激励下的磁力大小明显比麦克斯韦-亥姆霍兹线圈激励下的磁力小，麦克斯韦-亥姆霍兹线圈中的亥姆霍兹线圈为磁性纳米粒子提供了空间静态磁场B_{sat}使磁性纳米粒子达到了饱和磁化状态，饱和磁化的磁性纳米粒子在麦克斯韦线圈提供的梯度磁场下能产生幅值更大的磁力，验证了简化公式的正确性及优越性。

　　通过 COMSOL Multiphysics 的"磁场"模块中的"背景磁场"施加外磁场，根据文献[12]确定硬件上可实现的外磁场梯度a范围约为 0～0.3 T/m，此时磁性纳米粒子均已处于饱和磁化状态，用式(2-17)计算磁力。根据 EMG 308 样品浓度的数量级，取三个浓度值$N_1 = 1 \times 10^{15}$/mL、$N_2 = 1 \times 10^{17}$/mL、$N_3 = 1 \times 10^{19}$/mL，在外磁场梯度 0～0.3 T/m 范围内以步长 0.01 进行参数化扫描 30 个点，分别计算出对应磁力大小，0.5 μs 时磁力分布如图 2-15 所示，磁力只作用于被磁性纳米粒子标记的生物组织，这是因为磁性纳米粒子相较于周围组织具有较大磁化强度，在外部梯度磁场作用下会受到更大的磁力，由此为声场提供声源。

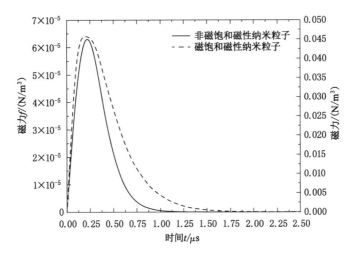

图 2-14　饱和磁化状态和非饱和磁化状态下受到的磁力

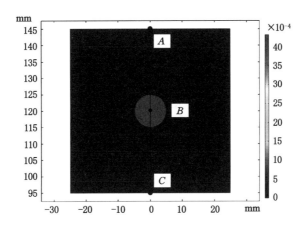

图 2-15　饱和磁化状态下声源的 z 分量分布

　　观察磁力随外磁场梯度和数量浓度的瞬态变化规律,选取 $0.5\ \mu\mathrm{s}$ 时截线 AC 上的 B 点作为观测点,并绘制出磁力曲线,由于三个浓度下的磁力数量级相差过大,为了便于观察,已对磁力进行对数处理,如图 2-16 所示。三种浓度下磁力随外磁场梯度的变化趋势相同,磁力与外磁场梯度呈正相关。外磁场梯度不变的情况下,磁力随浓度的差异变化较明显,也呈正相关。总而言之,在可实现的梯度磁场范围内,磁力明显存在于被磁性纳米粒子标记的生物组织,且与数量浓度呈正相关,这也符合式(2-17)所揭示的数学关系。

2.4.3　声场分析

　　根据电磁场正问题部分仿真结果,假定模型内为声学均匀条件,结合实际中梯度磁场的可实现性,选定仿真中磁场梯度为 $0.25\ \mathrm{T/m}$,在 N_1、N_2、N_3 三种浓度下对球体模型的电磁-声耦合场进行瞬时求解,同时建立了双层同心球模型,里层浓度为 N_1,外层浓度为 N_3,同时进行数值求解,声压分布如图 2-17 所示。在单 z 方向梯度磁场激励下集群上下边缘声

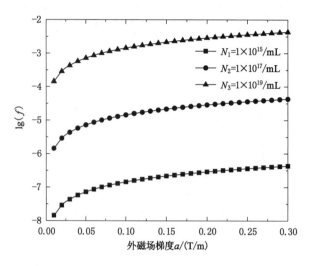

图 2-16　饱和磁化状态下磁力随外磁场梯度的变化

压明显，z 方向上声压分布较为均匀。且由于偶极声源特性，声压上下对称，方向相反。另外，在(b)图中，数量浓度边界处声压幅值大，且外层浓度边界声压幅值较内层浓度边界更大，这是由于外层浓度比内层浓度大。

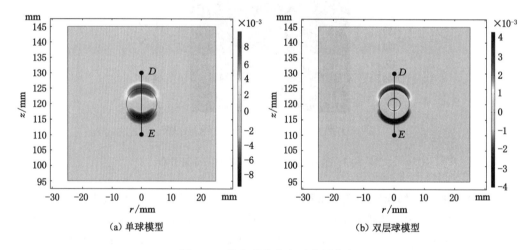

（a）单球模型　　　　　　　　　　　　　（b）双层球模型

图 2-17　饱和磁化状态下声压分布

　　进一步地，研究声压与数量浓度及位置的变化规律，取截线 $r=0$ 并绘制出 $t=1.5\ \mu s$ 时刻声压曲线，如图 2-18 所示，其中截线的起止点 D、E 坐标分别为$(0,130)$、$(0,110)$。从 z 方向来看，上下边界声压方向相反，声压峰值出现在边界处，峰值间距与集群直径相等，实验中根据超声换能器接收声压峰值时间差可计算磁性纳米粒子集群直径，在同一平面接收环扫一圈后的数据即可重建二维浓度边界；对于边界同一位置，两侧浓度差值越大声压越大。总之，声压峰值出现在浓度边界处，边界两侧浓度差异越大声压幅值越大。

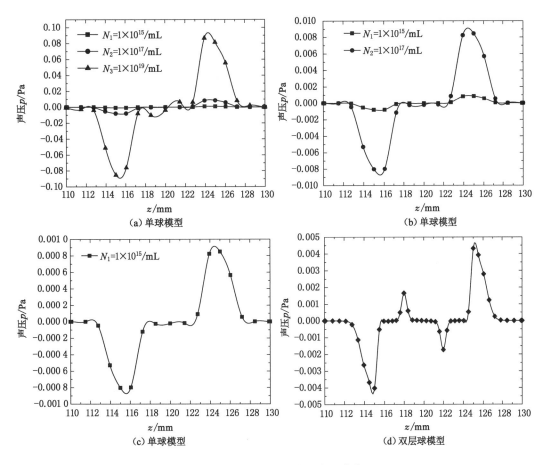

图 2-18　饱和磁化状态下声压曲线

2.5　本章小结

本章通过理论分析首次研究了饱和磁化状态下磁性纳米粒子的 MACT-MI 正问题。首先,借助朗之万经典顺磁性理论,研究了磁性纳米粒子的饱和磁化特性,推导出饱和磁化状态下磁性纳米粒子的受力公式。为了使磁性纳米粒子更容易达到饱和磁化状态,分析了具有双线圈结构的麦克斯韦-亥姆霍兹线圈磁场。在声场正问题理论中,以合理条件建立了饱和磁化状态下磁性纳米粒子的有源线性声压波动方程,并给出了格林函数积分解析解。最后结合 EMG304 磁性纳米粒子产品参数,以格林函数积分解析解为基础,估计出球模型时的声压振幅在可测范围内,从理论上验证了本书所提出方法的可行性。同时构建了饱和磁化状态下 MACT-MI 正问题数值仿真模型,对物理过程中的电磁-声耦合场进行数值计算,得到了磁力、声压的二维分布图及其对应的一维曲线,分析比较了麦克斯韦线圈和麦克斯韦-亥姆霍兹线圈的磁场特性,并研究了两种磁场下的磁性纳米粒子磁化状态和受力情况,此外还通过控制变量法研究了外磁场梯度、磁力、数量浓度以及声压之间的相互关系,仿真结果表明:

（1）与非饱和磁化状态下相比，饱和磁化状态下磁性纳米粒子的受力公式更简单，其受力与数量浓度和外磁场梯度的乘积有关，符合 MACT-MI 正问题理论；

（2）麦克斯韦-亥姆霍兹线圈产生的磁场比麦克斯韦线圈多出一个静态饱和磁场来使磁性纳米粒子处于饱和磁化状态。在相同的外梯度磁场下，饱和磁化状态下磁性纳米粒子所受磁力更大，对于解决实验过程中磁声信号微弱的问题具有指导意义；

（3）磁力和外磁场梯度与浓度均呈正相关。在可实现的磁场梯度条件下，磁场方向上声压呈上下对称分布且方向相反，声压峰值出现在浓度边界处，边界两侧浓度差异越大声压幅值越大。

参考文献

[1] 陈秉乾,等.电磁学专题研究[M].北京:高等教育出版社,2001.

[2] KNOPP T,BUZUG T M. Magnetic Particle Imaging:An Introduction to Imaging Principles and Scanner Instrumentation[M]. Berlin,Heidelberg:Springer Berlin Heidelberg,2012.

[3] ZHAO Z Y,TORRES-DÍAZ I,VÉLEZ C,et al. Brownian dynamics simulations of magnetic nanoparticles captured in strong magnetic field gradients[J]. The Journal of Physical Chemistry C,2017,121(1):801-810.

[4] HA Y H,HAN B H,LEE S Y. Magnetic propulsion of a magnetic device using three square-Helmholtz coils and a square-Maxwell coil[J]. Medical & Biological Engineering & Computing,2010,48(2):139-145.

[5] MARTEL S,MATHIEU J B,FELFOUL O,et al. Automatic navigation of an untethered device in the artery of a living animal using a conventional clinical magnetic resonance imaging system[J]. Applied Physics Letters,2007,90(11):4105.

[6] SHI X Y,LIU G Q,YAN X H,et al. Simulation research on magneto-acoustic concentration tomography of magnetic nanoparticles with magnetic induction[J]. Computers in Biology and Medicine,2020,119:103653.

[7] 梁昆淼.数学物理方法[M].4版.北京:高等教育出版社,2010.

[8] 骆晓东,何立群,袁军,等.低温下生物组织的介电常数与电导率研究[J].中国生物医学工程学报,2005,24(5):573-577.

[9] HOSSAIN A B M A,KANG L H,HA Y H,et al. Magnetic coil design for quantitative ultrasound imaging of magnetic nanoparticle density[C]//2010 IEEE International Ultrasonics Symposium. San Diego,CA,USA. IEEE,2010:249-252.

[10] 张海澜.理论声学[M].2版.北京:高等教育出版社,2012.

[11] XU Y,HE B. Magnetoacoustic tomography with magnetic induction (MAT-MI)[J]. Physics in Medicine and Biology,2005,50(21):5175-5187.

[12] Kimmlingen,R.,Eberlein,E.,Dietz,P.,Kreher,S. 2011. Concept and realization of high strength gradients for the Human Connectome Project.

第 3 章　主动式磁性纳米粒子浓度成像方法研究

　　超声电磁式磁粒子浓度成像(UECI)是利用线圈检测成像目标体内的磁性纳米粒子数量浓度变化的非侵入式磁声成像方法。在超声诱导磁性纳米粒子数量浓度成像的物理过程中,超声激励被磁化的磁性纳米粒子,导致其磁矩随时间变化,而处于成像目标体外的接收线圈可以感受到这种变化而产生感应电压,与磁粒子成像信号接收方式类似,都是通过检测感应电压来反映成像目标体内的磁性纳米粒子数量浓度的变化。在第 2 章中,超声信号是被动产生的,将 MACT-MI 称之为被动式磁性纳米粒子浓度成像,而 UICI 是 MACT-MI 的反模式,超声信号是主动激励信号,可以将其称之为主动式磁性纳米粒子浓度成像。在 UECI 中,MNPs 受布朗运动的影响,为保证足够的采样时间,所采用的 MNPs 的尺寸必须大于 100 nm,这限制了 UECI 在医学成像领域的应用。为了克服粒子尺寸的限制,提出了一种饱和磁化状态下超声电磁式磁粒子浓度成像(SUECI)方法。SUECI 中 MNPs 始终处于饱和磁化状态,不需要考虑布朗运动的影响,克服了粒子尺寸的限制。

3.1　SUECI 成像理论研究

　　SUECI 的成像原理如图 3-1 所示。由高均匀度磁场线圈提供的恒定均匀饱和磁场始终作用于被超顺磁性梨形 MNPs 标记的生物组织,使 MNPs 始终处于饱和磁化状态,根据朗之万经典顺磁理论,MNPs 在无外力作用的情况下排列方式上与磁场方向保持一致,产生宏观磁矩。在超声波的作用下,超顺磁性梨形 MNPs 绕轴摆动,宏观上导致磁矩随时间变化,因而在周围的检测线圈能够产生感应电压。不同浓度的超顺磁性梨形 MNPs 会在检测

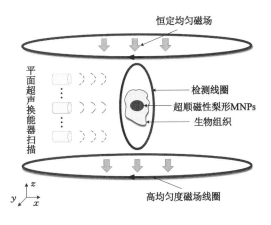

图 3-1　SUECI 的成像原理图

线圈中产生的不同感应电压,通过逐点扫描成像的方式,利用检测线圈中的感应电压便能够重构出超顺磁性梨形 MNPs 的浓度分布图像。

3.2 SUECI 声场正问题理论研究

3.2.1 球形微粒在声激励下的振动分析

当超声波入射到流体介质中的小颗粒上时,根据粒子的形状和密度分布的不同,会产生不同类型的运动。对于球形粒子,在超声波的激励下将会沿着入射声波方向做来回摆动的简谐运动。振动的幅度取决于许多变量,包括声压强度,流体介质的黏度以及粒子直径和密度。

声速作为一个宏观的物理现象,要在微观上满足牛顿第二定律、质量守恒定律及相关参数的物态方程[1]。考虑一束在流体中传播的超声波,为了研究方便,一些必要且合理的假设包括:

(1)在流体介质中传播的声波是平面波,传播过程中没有能量损耗。

(2)流体介质是不可压缩黏性流体。

(3)超声激励的粒子尺寸足够小,粒子半径远小于超声波波长。

令超声波在流体介质中沿 x 轴传播,表达式为

$$V(x,t) = V_0 \mathrm{e}^{\mathrm{i}(kx - \omega t)} \tag{3-1}$$

其中,$V(x,t)$ 是流体的速度;$k = 2\pi/\lambda$ 是超声波波数;λ 是超声波波长;ω 是超声波的角频率。假设该入射波入射到半径为 a,密度为 ρ_s 的球形粒子上,$a \ll \lambda$。球形粒子的运动速度表示为

$$U(x,t) = U_0 \mathrm{e}^{\mathrm{i}(kx - \omega t)} \tag{3-2}$$

在不可压缩黏性流体中,粒子的运动方程为[2]

$$\frac{4}{3}\pi a^3 \rho_s \frac{\mathrm{d}U}{\mathrm{d}t} = \frac{4}{3}\pi a^3 \rho_f \frac{\mathrm{d}V}{\mathrm{d}t} - 6\pi a \eta \left(1 + \frac{a}{\delta}\right)(U - V) - \frac{2}{3}\pi a^3 \rho_f \left(1 + \frac{9\delta}{2a}\right)\frac{\mathrm{d}(U - V)}{\mathrm{d}t} \tag{3-3}$$

其中,ρ_f 为流体密度;η 为流体的动力黏度;$\nu = \eta/\rho_f$ 是流体的运动黏度;$\delta = \sqrt{2\nu/\omega}$ 为穿透深度,在距离球形粒子 δ 的范围内,黏度对流体的流动有重要影响。式(3-3)是在"无滑动"条件下通过匹配粒子边界处的粒子和流体速度得到的。

将 $V(x,t) = V_0 \mathrm{e}^{\mathrm{i}(kx-\omega t)}$ 和 $U(x,t) = U_0 \mathrm{e}^{\mathrm{i}(kx-\omega t)}$ 代入公式(3-3)得

$$-\mathrm{i}\omega\left[1 + \frac{\rho_f}{\rho_s}\left(\frac{1}{2} + \frac{9\delta}{4a}\right)\right]U_0 = -\mathrm{i}\omega\frac{\rho_f}{\rho_s}\left(\frac{3}{2} + \frac{9\delta}{4a}\right)V_0 + \frac{9\eta}{2\rho_s a^2}\left(1 + \frac{a}{\delta}\right)(U_0 - V_0) \tag{3-4}$$

其中,$2\rho_s a^2/(9\eta)$ 具有时间尺度,它表示粒子运动的弛豫时间,本书用 τ_0 表示,即

$$\tau_0 = \frac{2\rho_s a^2}{9\eta} \tag{3-5}$$

通过式(3-4)能够得到的用流体峰值速度 V_0 表示的球形粒子的峰值速度 U_0,用复振幅比表示为

$$\frac{U_0}{V_0} = \frac{1 + \dfrac{a}{\delta} - \mathrm{i}\omega\tau_0 \dfrac{\rho_f}{\rho_s}\left(\dfrac{3}{2} + \dfrac{9\delta}{4a}\right)}{1 + \dfrac{a}{\delta} - \mathrm{i}\omega\tau_0\left[1 + \dfrac{\rho_f}{\rho_s}\left(\dfrac{1}{2} + \dfrac{9\delta}{4a}\right)\right]} \tag{3-6}$$

流体的峰值速度 V_0 与超声波的峰值压力 P_0 有关[3]：

$$V_0 = \frac{P_0}{Z} \tag{3-7}$$

其中，$Z = \rho_f c$ 为流体介质的特征声阻抗；c 为声速。

式(3-6)给出了球形粒子相对于流体的运动。当 $\rho_f = \rho_s$ 时，$U_0/V_0 = 1$，球形粒子随流体介质一起运动。当 $\rho_f \neq \rho_s$ 时，$U_0/V_0 \neq 1$，球形粒子仍会与流体以相同的频率振荡，但其速度的峰值和相位与流体不同。为了更好地分析密度不等情况下球形粒子与流体的运动情况，将 U_0/V_0 表示为

$$\frac{U_0}{V_0} = \left| \frac{U_0}{V_0} \right| e^{i\varphi} \tag{3-8}$$

其中，$|U_0/V_0| = |U_0|/|V_0|$ 表示球形粒子速度的峰值与流体速度的峰值之比；φ 表示球形粒子速度的相位与流体速度的相位之差。当 $\varphi > 0$ 时，球形粒子的运动滞后于流体。将式(3-6)化为式(3-8)给出的形式，得到

$$\left| \frac{U_0}{V_0} \right| = \frac{1}{B} \sqrt{\left\{ B - \omega^2 \tau_0^2 \left(1 - \frac{\rho_f}{\rho_s} \right) \left[1 + \frac{\rho_f}{\rho_s} \left(\frac{1}{2} + \frac{9\delta}{4a} \right) \right] \right\}^2 + \omega^2 \tau_0^2 \left(1 - \frac{\rho_f}{\rho_s} \right)^2} \tag{3-9}$$

$$\tan(\varphi) = \frac{\omega \tau_0 \left(1 - \dfrac{\rho_f}{\rho_s} \right)}{B - \omega^2 \tau_0^2 \left(1 - \dfrac{\rho_f}{\rho_s} \right) \left[1 + \dfrac{\rho_f}{\rho_s} \left(\dfrac{1}{2} + \dfrac{9\delta}{4a} \right) \right]} \tag{3-10}$$

其中

$$B = \left(1 + \frac{a}{\delta} \right)^2 + \omega^2 \tau_0^2 \left[1 + \frac{\rho_f}{\rho_s} \left(\frac{1}{2} + \frac{9\delta}{4a} \right) \right]^2 \tag{3-11}$$

从上式可以得到，当 $\rho_f/\rho_s < 1$ 时，$|U_0/V_0| < 1$ 并且 $\tan(\varphi) > 0$；当 $\rho_f/\rho_s > 1$ 时 $|U_0/V_0| > 1$ 并且 $\tan(\varphi) < 0$。这表明，如果球形粒子的密度大于流体的密度，那么粒子速度峰值会小于流体速度峰值，相位上会滞后于流体。相反地，如果球形粒子的密度小于流体的密度，那么粒子速度峰值会大于流体速度峰值，相位上会超前于流体。球形粒子速度和流体速度之间的相位滞后(或超前)会随着粒子与流体之间密度差的增大而增大，同时，密度的差异也会影响粒子和流体速度峰值的比，此外，粒子和流体的速度峰值之间的差会随着粒子尺寸的增大而增大。

令粒子的振幅为

$$A(x, t) = A_0 e^{i(kx - \omega t)} \tag{3-12}$$

其中，A_0 为粒子的峰值振幅。利用式(3-6)计算的球形粒子的峰值速度，可以得到粒子振荡的峰值振幅。对于定常波，速度到振幅的转换是直接的。粒子的峰值振幅 A_0 和粒子的峰值速度 U_0 的关系为[3]

$$A_0 = \frac{i}{\omega} U_0 \tag{3-13}$$

3.2.2　梨形 MNPs 在声激励下的振动分析

随着纳米技术的发展，MNPs 可以被合成为各种的形状和尺寸。如果球形粒子被拉长为棒形，且其密度沿长轴变化。在超声波的激励下，受惯性影响，棒较重的一端将比较轻的

一段移动得少,因此,棒将围绕垂直于长轴的轴摆动。同样,如果棒的尺寸沿长轴变化,一样会导致棒的质量沿其长轴变化,从而在超声的激励下发生绕轴摆动。随着粒子尺寸的减小,黏性力往往超过惯性力占据主导作用,较小的粒子往往比较大的粒子更随黏性流体运动。不论哪种情况,密度和尺寸都沿长轴变化的粒子在超声激励下都会发生一定角度的振动。

对于密度和尺寸都沿长轴变化的梨形 MNPs 在超声激励下的绕轴摆动,如图 3-2 所示,利用黏性流体中声波存在时孤立球体的运动的解可以计算振动的幅度。如图 3-3 所示,将梨形 MNPs 近似为两个不同密度和直径的球体的刚性连接。当振荡幅度远小于粒子的尺寸时,附加球体的运动可近似为孤立球体的运动[3]。

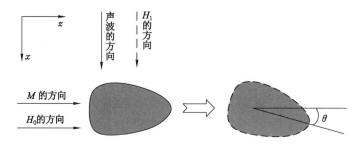

图 3-2　声波的作用下,梨形超顺磁性 MNPs 围绕其短轴振荡

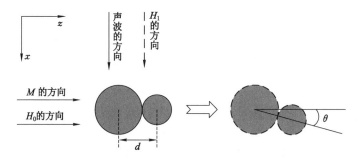

图 3-3　两个不同直径和密度的球体刚性连接构建的近似模型

两个不同密度和直径球体刚性连接构建的近似模型中,令 ρ_{s1} 为大球的密度,ρ_{s2} 为小球的密度,a_1 为大球的半径,a_2 为小球的半径,球心之间的距离 $d = a_1 + a_2$。由式(3-6)和式(3-13)可知,两球振荡的幅度有所不同,令 A_1 为大球振荡的峰值振幅,A_2 为小球振荡的峰值振幅。入射声波的方向是沿 x 轴方向的,所以两球也会在 x 轴方向来回摆动,用 x_1 和 x_2 表示大球和小球球心在 x 轴方向上的坐标,有

$$x_1 = A_1 \mathrm{e}^{\mathrm{i}\varphi_1} \mathrm{e}^{-\mathrm{i}\omega t} \tag{3-14}$$

$$x_2 = A_2 \mathrm{e}^{\mathrm{i}\varphi_2} \mathrm{e}^{-\mathrm{i}\omega t} \tag{3-15}$$

其中,两个粒子的振幅和相位由式(3-6)和式(3-13)确定,即

$$A_1 \mathrm{e}^{\mathrm{i}\varphi_1} = \frac{\mathrm{i}}{\omega} U_0(a_1, \rho_{s1}) \tag{3-16}$$

$$A_2 \mathrm{e}^{\mathrm{i}\varphi_2} = \frac{\mathrm{i}}{\omega} U_0(a_2, \rho_{s2}) \tag{3-17}$$

其中,$U_0(a_1, \rho_{s1})$ 和 $U_0(a_2, \rho_{s2})$ 由式(3-6)给出。令 $\Delta x = x_1 - x_2$ 表示两个粒子球心在 x 轴

方向上的相对位移,有

$$\Delta x = (A_1 \mathrm{e}^{\mathrm{i}\varphi_1} - A_2 \mathrm{e}^{\mathrm{i}\varphi_2}) \mathrm{e}^{-\mathrm{i}\omega t} = \Delta A \mathrm{e}^{\mathrm{i}\Phi} \mathrm{e}^{-\mathrm{i}\omega t} \tag{3-18}$$

$$\Delta A = \sqrt{A_1^2 + A_2^2 - 2A_1 A_2 \cos(\varphi_1 - \varphi_2)} \tag{3-19}$$

其中,ΔA 是最大相对振幅。因为 $\Delta x \ll d$,所以,图 3-2 中声波激励下的梨形超顺磁性 $MNPs$ 的摆动角 θ 可近似为

$$\theta \approx \frac{\Delta x}{d} = \frac{\Delta A}{d} \mathrm{e}^{\mathrm{i}\Phi} \mathrm{e}^{-\mathrm{i}\omega t} \tag{3-20}$$

由式(3-20)可得在超声波激励下的梨形超顺磁性 MNPs 摆动角 θ 随时间的变化量为

$$\frac{\mathrm{d}\theta}{\mathrm{d}t} = -\frac{\mathrm{i}\omega \Delta A}{d} \mathrm{e}^{\mathrm{i}\Phi} \mathrm{e}^{-\mathrm{i}\omega t} \tag{3-21}$$

3.3　SUECI 电磁场正问题理论研究

3.3.1　超顺磁性梨形 MNPs 与朗之万经典顺磁性理论

梨形超顺磁性 MNPs 在超声激励下会绕轴摆动,如果超顺磁性梨形 MNPs 已经磁化,则声激励下的梨形超顺磁性 MNPs 摆动会产生变化的磁场,变化的磁场会在周围的检测线圈中产生感应电压。如果所有的超顺磁性梨形 MNPs 的排列方式一致,则可以计算出声激励下产生的变化的磁场,进而能够求得检测线圈中的感应电压。

如图 3-4 所示,根据经典朗之万顺磁理论[4],每个 MNPs 的磁性用其固有磁矩 m 来描述,当没有外加磁场作用时,受布朗运动影响,MNPs 的磁矩取向在空间上是随机分布的,宏观上总磁矩为零。当施加外加磁场时,MNPs 被磁化,固有磁矩的空间取向服从外加磁场,MNPs 在排列上随着外部磁场的增大逐渐与磁场方向保持一致,宏观上表现出与外施磁场方向一致的磁化强度。

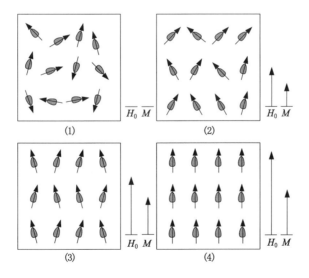

图 3-4　梨形超顺磁性 MNPs 的磁化示意图,粒子上的箭头表示其磁矩方向

MNPs 的磁化强度与外加磁场之间的关系是非线性朗之万函数关系。动态部分中，MNPs 的磁化强度会随着外施磁场的变化而变化，而饱和部分中，MNPs 的磁化强度在不同的外施磁场下保持不变。朗之万函数的数学表达式为

$$L(\alpha) = \begin{cases} \cot h\alpha - \dfrac{1}{\alpha} & \alpha \neq 0 \\ 0 & \alpha = 0 \end{cases} \qquad (3\text{-}22)$$

基于经典朗之万顺磁理论，不考虑弛豫效应，得到 MNPs 在外加磁场作用下的总磁化强度 $\boldsymbol{M}$ 为[4]

$$\boldsymbol{M}(\boldsymbol{H}_0) = NmL(\beta H_0)\boldsymbol{e}_{H_0} \qquad (3\text{-}23)$$

$$\beta = \frac{\mu_0 m}{kT} \qquad (3\text{-}24)$$

其中，N 为单位体积的 MNPs 数；$m = \|\boldsymbol{m}\|_2$ 是 $MNPs$ 固有磁矩的大小；$\boldsymbol{H}_0$ 为外施磁场强度；$H_0 = \|\boldsymbol{H}_0\|_2$ 是外部磁场强度的大小；μ_0 为真空中的磁导率；k 为玻尔兹曼常数；T 是开氏温度；e_H 是与外施磁场方向相同的单位矢量。

根据经典朗之万顺磁理论，当外施磁场强度大于一定值时，超顺磁性梨形 MNPs 达到饱和磁化状态，定义这个磁场强度的临界值为饱和磁场强度 $\boldsymbol{H}_s$，$\boldsymbol{H}_s$ 的表达式为[4]

$$\boldsymbol{H}_s = \frac{\xi kT}{\mu_0 m} \qquad (3\text{-}25)$$

通常，将饱和磁场强度定义为使 MNPs 磁化强度达到饱和磁化强度的 80% 时的磁场强度[4]，此时 $\xi = 5$。当 MNPs 达到饱和磁化状态时，$L(\beta H_s) = 1$，得到饱和磁化状态下超顺磁性 MNPs 在外施磁场作用下的总的磁化强度 M 为

$$\boldsymbol{M}(\boldsymbol{H}_0) = Nm\boldsymbol{e}_{H_0} \qquad (3\text{-}26)$$

对于超顺磁性梨形 MNPs，根据经典朗之万顺磁理论，当超顺磁性梨形 MNPs 达到饱和磁化时，所有超顺磁性梨形 MNPs 的固有磁矩方向与外施磁场方向相同。粒子的排列上，所有饱和磁化状态下超顺磁性梨形 MNPs 在排列方式上保持一致。维持外施的饱和磁场不变，在无外力作用下，所有超顺磁性梨形 MNPs 的排列方式也始终保持不变。当超声激励从垂直于超顺磁性梨形 MNPs 长轴的方向作用于饱和磁化状态下的超顺磁性梨形 MNPs 时，所有超顺磁性梨形 MNPs 会做相同的绕轴摆动，产生变化的磁场，由于粒子摆动的角度很小，远小于 1，忽略外施磁场对超顺磁性梨形 MNPs 摆动过程中的阻碍作用，摆动角可由式(3-20)近似计算。同时，对于厚度小于等于超声波波长的研究域，宏观上，超声激励饱和磁化状态下超顺磁性梨形 MNPs 所引起的总的磁化强度 $\boldsymbol{M}$ 的改变，其旋转角度与超顺磁性梨形纳米粒子的摆动角度相同，旋转角度依然可以用 $\theta = \dfrac{\Delta A}{d} \mathrm{e}^{\mathrm{i}\Phi} \mathrm{e}^{-\mathrm{i}\omega t}$ 表示。

3.3.2 基于互易定理的电磁场正问题研究

超声激励饱和磁化状态下超顺磁性梨形 MNPs 会产生时变的磁化强度 $\boldsymbol{M}$，具有时变磁化强度 $\boldsymbol{M}$ 的区域会在周围的检测线圈中产生感应电压，本节将借助互易定理推导检测线圈中产生的感应电压的表达式。

对于一个磁化强度 M 随时间变化的空间区域,时变的磁化强度 M 将充当电磁场的源。电磁场中磁感应强度 B 与磁场强度 H 和磁化强度 M 的关系为[3]

$$B = \mu_0 (H + M) \tag{3-27}$$

电场和磁场服从麦克斯韦方程组,有

$$\nabla \times E = - \mu_0 \frac{\partial}{\partial t} (H + M) \tag{3-28}$$

$$\nabla \times H = \sigma E + \varepsilon \frac{\partial E}{\partial t} \tag{3-29}$$

式中,E 是电场强度;σ 是介质的电导率;ε 是介电常数。

为了利用互易定理,假设在没有任何磁化强度 M 的情况下,在检测线圈中通入了电流密度为 J_1 的电流,检测线圈所产生的电场和磁场同样服从麦克斯韦方程组,有

$$\nabla \times E_1 = - \mu_0 \frac{\partial}{\partial t} H_1 \tag{3-30}$$

$$\nabla \times H_1 = \sigma E_1 + \varepsilon \frac{\partial E_1}{\partial t} + J_1 \tag{3-31}$$

式中,E_1 是互易过程中在检测线圈通入了电流密度为 J_1 的电流产生的电场强度;H_1 是互易过程中在检测线圈通入了电流密度为 J_1 的电流产生的磁场的磁场强度。

根据矢量恒等式,有

$$\nabla \cdot (E \times H_1 - E_1 \times H) = H_1 \cdot \nabla \times E - E \cdot \nabla \times H_1 - H \cdot \nabla \times E_1 + E_1 \cdot \nabla \times H \tag{3-32}$$

将式(3-28)、式(3-29)、式(3-30)和式(3-31)代入矢量恒等式得

$$\nabla \cdot (E \times H_1 - E_1 \times H) = - \mu_0 H_1 \cdot \frac{\partial M}{\partial t} - E \cdot J_1 \tag{3-33}$$

将式(3-33)的等式两边做体积分,并利用散度定理,等式的左侧变成了关于 $E \times H_1 - E_1 \times H$ 的曲面积分,当曲面无穷大时,曲面积分的结果为零[3]。得到

$$\mu_0 \int_{vol} H_1 \cdot \frac{\partial M}{\partial t} \mathrm{d}^3 r = - \int_{vol} E \cdot J_1 \mathrm{d}^3 r \tag{3-34}$$

如果只在单个线圈中通以电流密度为 J_1 的电流,有恒等式[3]

$$\int_{vol} E \cdot J_1 \mathrm{d}^3 r = \int_{rec} E \cdot J_1 \mathrm{d}^3 r = I_1 \oint_{rec} E \cdot \mathrm{d}l_1 = I_1 V_1 \tag{3-35}$$

式中,V_1 是由时变磁化强度 M 在检测线圈中产生的感应电压;I_1 是互易过程中在检测线圈里通入的电流。将式(3-34)代入式(3-35)得

$$V_1 = - \frac{\mu_0}{I_1} \int_{vol} H_1 \cdot \frac{\partial M}{\partial t} \mathrm{d}^3 r \tag{3-36}$$

因此,超声激励饱和磁化状态下超顺磁性梨形 MNPs 产生的时变磁化强度 M 在检测线圈中产生的感应电压可通过式(3-36)计算。

如图 3-2 所示,在没有声波的情况下,检测线圈在互易过程产生的磁场强度 H_1 垂直于磁化强度 M,磁场强度 H_1 平行于 x 轴,磁化强度 M 平行于 z 轴。令声波沿 x 轴方向传播,激励饱和磁化状态下超顺磁性梨形 MNPs,这将导致磁化强度 M 围绕其初始方向振荡。在图 3-2 中,磁化强度 M 的摆动角与超顺磁性梨形 MNPs 的摆动角相同,均为 θ。磁化强度 M 与互易过程中检测线圈产生的磁场强度 H_1 的夹角 θ_1 为

$$\theta_1 = \theta + \frac{\pi}{2} \tag{3-37}$$

因此,有

$$\boldsymbol{H}_1 \cdot \boldsymbol{M} = - H_1 M \sin \theta \tag{3-38}$$

其中,H_1 是互易过程中检测线圈产生的磁场强度的模值;M 是饱和磁化状态下超顺磁性梨形 MNPs 总磁化强度 $\boldsymbol{M}$ 的模值。在超声激励下,磁化强度 $\boldsymbol{M}$ 只改变方向,其模值大小不变。将式(3-38)代入式(3-36)得超声激励饱和磁化状态下超顺磁性梨形 MNPs 在检测线圈中产生的感应电压 V_m

$$V_m = \frac{\mu_0}{I_1} \int_{wl} H_1 M \cos \theta \frac{\mathrm{d}\theta}{\mathrm{d}t} \mathrm{d}^3 \boldsymbol{r} \tag{3-39}$$

将式(3-21)和式(3-26)代入式(3-39)得

$$V_m = -\frac{\mu_0}{I_1} \int_{wl} H_1 Nm \cos \theta \frac{\mathrm{i}\omega \Delta A}{d} \mathrm{e}^{\mathrm{i}\Phi} \mathrm{e}^{-\mathrm{i}\omega t} \mathrm{d}^3 \boldsymbol{r} \tag{3-40}$$

因此

$$|V_m| = \frac{\mu_0}{I_1} \int_{wl} H_1 Nm \cos \theta \omega \theta_{\max} \mathrm{d}^3 \boldsymbol{r} \tag{3-41}$$

其中,$\theta_{\max} = \dfrac{\Delta A}{d}$。此外,$|\theta| \ll 1$,$\cos \theta \approx 1$,得

$$|V_m| = \frac{\mu_0}{I_1} \int_{wl} H_1 Nm \omega \theta_{\max} \mathrm{d}^3 \boldsymbol{r} \tag{3-42}$$

3.4　SUECI 逆问题理论研究

如图 3-5 所示,在 SUECI 的理论研究中,其正逆问题研究有所不同。SUECI 的正问题包括声场正问题和电磁场正问题两部分,SUECI 的逆问题则只包括电磁场逆问题。在 3.2 节和 3.3 节中已完成了对 SUECI 的声场正问题和电磁场正问题的分析,本节将分析超声激励饱和磁化状态下超顺磁性梨形 MNPs 在检测线圈中产生的感应电压,开展逆问题研究,用以重建 MNPs 的浓度图像。

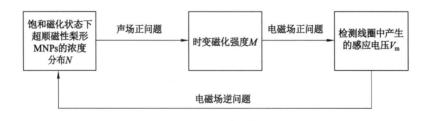

图 3-5　SUECI 的正逆问题关系图

SUECI 在逆问题图像重建上采用逐点扫描成像的方法。SUECI 的逆问题图像重建可分为两个步骤:

(1) 根据检测线圈的感应电压重建扫描点的浓度数据;

(2) 各扫描点的浓度数据结合位置信息重建 MNPs 浓度分布图像。

根据互易定理得到的感应电压计算公式,由式(3-42)可以看出,用于图像重建的 MNPs 浓度信息可直接通过感应电压求解。对于式(3-42),当积分的体积 Δv 足够小的时候,可认为被积函数在该体积上的积分是恒定的,此时式(3-42)可近似为

$$|V_m| = \frac{\mu_0}{I_1} H_1 N m \omega \theta_{\max} \Delta v \qquad (3\text{-}43)$$

其中,Δv 是超声波作用区域的体积。对于研究区域厚度小于或者等于超声波波长的成像体,式(3-43)毫无疑问是成立的[3]。本书采用厚度小于超声波波长的三维成像体作为研究区域,采用逐点扫描成像的方法,扫描平面位于 $y\text{-}z$ 平面,如图 3-6 所示。区域 1、2、3 分别代表不同浓度的 MNPs 区域,超声脉冲垂直入射于扫描平面,区域 Ω_1 表示其中一次扫描的扫描区域。

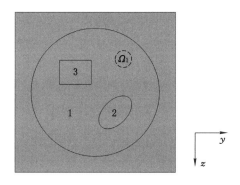

图 3-6　扫描平面示意图

研究区域始终处于高均匀度线圈产生的恒定均匀磁场中,使超顺磁性梨形 MNPs 始终处于饱和磁化状态,磁场方向平行于扫描平面。超声波垂直于扫描平面入射,在检测线圈中产生感应电压,通过式(3-43)可利用感应电压得到扫描区域里的超顺磁性梨形 MNPs 的浓度 N 为

$$N = \frac{|V_m| I_1}{\mu_0 H_1 m \omega \theta_{\max} \Delta v} \qquad (3\text{-}44)$$

通过式(3-44)得到的 MNPs 浓度信息,结合超声换能器扫描点的位置信息,将浓度信息与位置信息一一对应以重建 MNPs 的浓度分布图像。

3.5　SUECI 正问题数值研究

3.5.1　SUECI 仿真模型

SUECI 的正问题研究包括声场正问题研究和电磁场正问题研究。为了验证检测线圈中产生的感应电压能够反映 MNPs 的浓度信息,通过多物理场仿真软件 COMSOL 6.1 开展 SUECI 的仿真研究,利用第 3 章基于 SA-CSA 算法研究设计的纵向五层方形亥姆霍兹线圈组提供 3.3×10^4 A/m 的恒定均匀饱和磁场,建立的 SUECI 数值仿真模型如图 3-7 所示。其中,流体组织的相关参数设置如表 3-1 所示。此外,对于图 3-3 所示的超顺磁性梨形 MNPs 近似模型,设置两个刚性连接的球体中大球的半径 a_1 是小球半径 a_2 的两倍,$a_1 =$

5 nm，$a_2 = 2.5$ nm；同时大球的密度 ρ_{s1} 也是小球密度 ρ_{s2} 的两倍，$\rho_{s1} = 1.74 \times 10^3$ kg/m^3，$\rho_{s2} = 0.87 \times 10^3$ kg/m^3。大球的密度 1.74×10^3 kg/m^3 数值上与超顺磁性纳米粒子 EMG900 的密度相同。

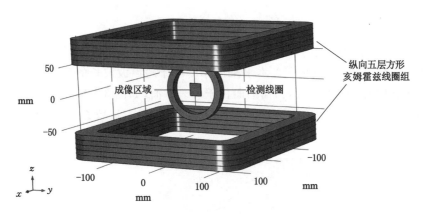

图 3-7　SUECI 数值仿真模型

表 3-1　流体组织的相关参数

	表达式	值
声速	c	1 500 m/s
组织密度	ρ_f	1×10^3 kg/m^3
动力黏度	η	0.015 g/cm·s
运动黏度	$\nu = \dfrac{\eta}{\rho_f}$	0.015 cm^2/s

在 20 mm×20 mm×1 mm 的长方体成像区域中，其中心位置位于 $(0,0,0)$，成像平面位于 yoz 平面上。由纵向五层方形亥姆霍兹线圈组提供的 3.3×10^4 A/m 的 z 向恒定均匀饱和磁场如图 3-8 所示，箭头代表磁场强度方向。在纵向五层方形亥姆霍兹线圈组的作用下，成像区域中的超顺磁性梨形 MNPs 达到饱和磁化状态，磁化强度方向在无外力影响的情况下始终平行于 z 轴。之后，采用逐点扫描成像的方法，沿 x 轴方向入射超声波，超声波作用在超顺磁性梨形 MNPs 上产生变化的磁场，在检测线圈中产生感应电压，检测线圈的结构参数如表 3-2 所示。检测线圈的中心位置与成像区域的中心位置重合，且线圈平面法向与成像平面法向一致。

表 3-2　检测线圈结构参数

宽度/mm	高度/mm	线径/mm	匝数
11	12	0.35	1 000

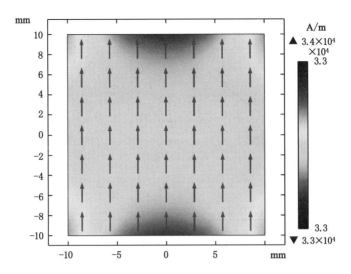

图 3-8　纵向五层方形亥姆霍兹线圈组提供的恒定均匀饱和磁场

3.5.2　SUECI 声场正问题数值研究

1. 超声激励的峰值压力和频率对最大摆动角的影响

在 SUECI 中,超声激励饱和磁化状态下超顺磁性梨形 MNPs 发生绕轴摆动,进而在检测线圈中产生感应电压,为此,在 SUECI 的声场正问题数值研究中,对超顺磁性梨形 MNPs 超声激励下的最大摆动角 θ_{max} 的影响因素开展研究。

超声激励的峰值压力和声频率都会对最大摆动角 θ_{max} 产生影响,在 SUECI 的仿真研究中,SUECI 采用类似 B 超的逐点扫描成像,在图 3-7 所示的仿真模型下,针对其中一次扫描,扫描区域的中心位置为(0,0,0),对于超声激励区域的 MNPs 浓度,考虑磁共振成像中用作造影剂的铁氧化物纳米粒子在生物组织中的可探测性阈值[5],设置浓度为 $2 \times 10^{18} / m^3$。在研究超声激励的峰值压力和最大摆动角 θ_{max} 的关系中,参考 Olympus 生产的主频为 1 MHz 的超声换能器,设置超声换能器的频率 $f = 1$ MHz,波长 $\lambda = c/f = 1.5$ mm,成像区域的厚度小于波长,满足成像要求。根据美国食品药品监督管理局规定的超声诊断时峰值压力的限制,在 1 MHz 时峰值压力 $P_0 = 1.9$ MPa[6]。如果时间平均声强不超过 0.72 W/cm,则此限制成立,这对应于大约十分之一的占空比。为此,在对超声激励的峰值压力进行参数化扫描时,将声压峰值参数化扫描的范围控制在 0.9~1.9 MPa。利用 COMSOL 中的 PED 模块可以实现饱和磁化状态下超顺磁性梨形 MNPs 最大摆动角 θ_{max} 的仿真研究,参数化扫描结果如图 3-9(a) 所示。

同时,在超声激励的声频率和最大摆动角 θ_{max} 关系的研究中,设置超声激励的峰值压力为 1.9 MPa,在理论分析中,成像要求超声激励的波长大于等于成像区域的厚度,对于 1 mm 厚的成像区域,根据波长公式 $\lambda = c/f$,超声激励的频率 f 不能超过 1.5 MHz。为此,在其他仿真条件不变的前提下,对超声激励的频率进行参数化扫描,设置声频率参数化扫描的范围是 0.5~1.5 MHz,参数化扫描结果如图 3-9(b)所示。

从图 3-9 可以看出,最大摆动角 θ_{max} 与声压峰值呈正相关,声压峰值越大最大摆动角

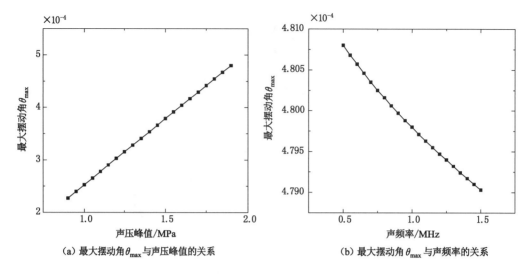

（a）最大摆动角 θ_{max} 与声压峰值的关系　　　　（b）最大摆动角 θ_{max} 与声频率的关系

图 3-9　最大摆动角 θ_{max} 的参数化扫描结果

θ_{max} 也越大。而最大摆动角 θ_{max} 与声频率成反比，同时，在数值上，声频率对最大摆动角 θ_{max} 的影响并不大，且随着声频率的增大最大摆动角 θ_{max} 减小的趋势逐渐减缓。选择超声激励的峰值压力的范围在 $0.9\sim1.9$ MPa，同时设定声频率的范围在 $0.5\sim1.5$ MHz，开展参数化扫描得到的超声激励的峰值压力和声频率对最大摆动角 θ_{max} 的影响如图 3-10 所示。从图 3-10 可以直观地看出，相比于声压峰值改变对最大摆动角 θ_{max} 的影响，声频率改变对最大摆动角 θ_{max} 的影响甚至是可以忽略的。超声激励的峰值压力 $P_0=1.9$ MPa，声频率为 1.5 MHz 时，最大摆动角 $\theta_{max}=4.808\times10^{-4}$，超声激励下超顺磁性梨形 MNPs 的最大摆动角 θ_{max} 远小于 1，证明了理论分析中超声激励下忽略外施恒定均匀饱和磁场对超顺磁性梨形 MNPs 摆动的阻碍作用是合理的，同时，θ_{max} 远小于 1 也证明了在用互易定理求解感应电压幅值的过程中取 $\cos\theta=1$ 是合理的。

2. 超声激励的峰值压力和频率对感应电压的影响

声波的传播空间叫作声场，为获得最适合的激励条件，在 SUECI 的声场正问题数值仿真中，对超声激励的峰值压力和声频率对检测线圈中产生的感应电压的影响展开研究。

在超声激励的峰值压力对检测线圈中感应电压影响的仿真研究中，保持仿真参数不变，设置检测线圈的内径为 50 mm。针对扫描区域中心位置在(0,0,0)的一次扫描，设置超声换能器的焦斑为半径 1 mm 的圆形区域。对超声激励的峰值压力进行参数化扫描，选择的参数化扫描范围与超声激励的峰值压力对最大摆动角 θ_{max} 影响研究中一致，即 0.9—1.9 MPa，同时，声频率为 1 MHz。利用多物理场仿真软件 COMSOL 6.1 实现对声压峰值的参数化扫描，得到的声压峰值与感应电压幅值的关系如图 3-11(a)所示。

此外，在 SUECI 的声激励中，除了峰值压力对感应电压的影响外，声频率也是影响检测线圈中感应电压幅值大小的另一重要因素。在开展超声激励的声频率对感应电压的影响的仿真研究中，对声频率进行参数化扫描，选择声频率参数化扫描的范围是 0.5—1.5 MHz，与超声激励的声频率对最大摆动角 θ_{max} 影响研究中的一致，保持其他仿真参数不变，研究了超声激励峰值压力为 0.9 MPa、1.4 MPa 和 1.9 MPa 时，检测线圈中感应电压幅值与声频

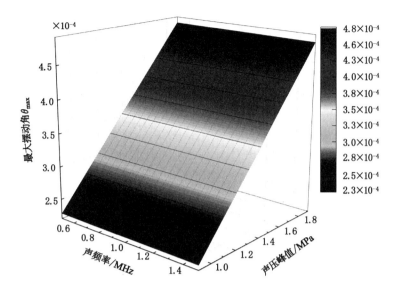

图 3-10　超声激励的峰值压力和频率对最大摆动角 θ_{max} 的影响

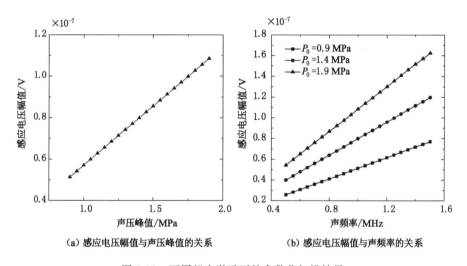

（a）感应电压幅值与声压峰值的关系　　　（b）感应电压幅值与声频率的关系

图 3-11　不同超声激励下的参数化扫描结果

率的关系，如图 3-11（b）所示。

从图 3-11 可以看出，感应电压幅值与声压峰值呈正相关，根据式（3-7）和式（3-42），声压通过影响流体速度，进而影响超顺磁性梨形 MNPs 的最大摆动角 θ_{max}，最终影响检测线圈中的感应电压，声压峰值越大感应电压也就越大。在 SUECI 成像中，为了获得更大电压信号，超声激励的峰值压力在保证人体安全的条件下越大越好，为此，在 SUECI 逆问题图像重建中选择超声激励峰值压力 $P_0 = 1.9$ MPa。同时感应电压幅值与声频率也呈正相关，尽管声频率的增大会使最大摆动角 θ_{max} 略微减小，但感应电压幅值仍随着超声激励频率的增大而增大。根据式（3-42），声频率除了通过影响最大摆动角 θ_{max} 间接对感应电压产生影响外，声频率对感应电压也存在直接的影响。为了得到大的电压信号，超声激励的频率越大越好，但是出于成像精度的考虑,1.5 MHz 的声频率已经是 SUECI 超声激励的极限频率了。之后,选择超声激励的峰值压力的范围为 0.9~1.9 MPa,声频率的范围在 0.5~1.5 MHz,开展参数化扫描,得到的超声激励的峰值压力和声频率对感应电压幅值的影响如图 3-12 所示。不同于声压峰值和声频率对最大摆动角 θ_{max} 的影响,声压峰值的变化和声频率的变化都会使感应电压幅值产生明显变化,感应电压幅值随声压峰值和声频率的增大而增大。声压峰值越大,声频率增大引起的感应电压幅值的增大的量越多;同样的,声频率越大,声压峰值增大引起的感应电压幅值的增大量也越多。SUECI 仿真研究所允许的最大峰值压力 1.9 MPa 和最大频率 1.5 MHz 下,内径为 50 mm 的检测线圈中最大的感应电压幅值为 $1.624\ 8 \times 10^{-7}$ V。

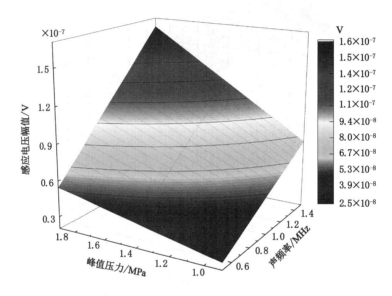

图 3-12　超声激励的峰值压力和频率对感应电压幅值的影响

3.5.3　SUECI 电磁场正问题数值研究

SUECI 的电磁场正问题研究中,为了验证感应电压能够反应磁性纳米粒子的浓度信息,开展感应电压与超顺磁性梨形 MNPs 浓度关系的仿真研究。保持其他仿真条件不变,选择超声激励的峰值压力 $P_0 = 1.9$ MPa,频率为 1 MHz,对磁粒子浓度进行参数化扫描,设置磁粒子浓度的参数化扫描的范围是 $2 \times 10^{18}/m^3$—$10 \times 10^{18}/m^3$。

为了研究磁粒子浓度对检测线圈中感应电压的影响,利用 COMSOL 6.1 软件实现对磁粒子浓度的参数化扫描,扫描结果如图 3-13 所示。感应电压幅值正比于超顺磁性梨形 MNPs 的浓度,其中,磁粒子浓度为 $2 \times 10^{18}/m^3$ 时,感应电压幅值为 1.089×10^{-7} V。感应电压富含磁粒子的浓度信息,通过测量感应电压,能够得到超声波作用区域的超顺磁性梨形 MNPs 的浓度信息,验证了理论的正确性。通过逐点扫描成像可以实现 MNPs 的浓度图像重建。

在感应电压的求解上,3.3.2 节给出了基于互易定理的感应电压计算方法,同时,在仿真分析中,利用多物理场仿真软件 COMSOL 6.1,也可以采用有限元法直接求解麦克斯韦

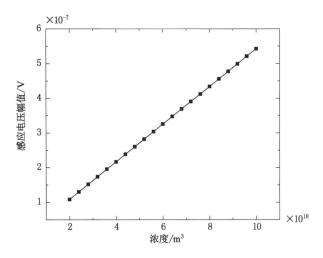

图 3-13　感应电压幅值与超顺磁性梨形 MNPs 浓度的关系

方程组得到感应电压。为对比利用互易定理方法和有限元法直接求解感应电压的计算结果，设定磁粒子浓度范围为 $8 \times 10^{18}/\mathrm{m}^3 - 10 \times 10^{18}/\mathrm{m}^3$，图 3-14 给出了两种方法下通过 COMSOL 6.1 软件进行参数化扫描的计算结果。其中，圆点直线是利用互易场积分式(3-42) 计算的结果，红点直线是利用有限元法直接求解麦克斯韦方程组计算的结果。这两个感应电压幅值的计算结果均是在图 3-7 的仿真模型中相同的仿真参数下得到的。计算结果表明利用互易法和直接法两种方法获得的电压信号吻合度非常高，说明了利用互易场计算 SUECI 正问题是合理的。

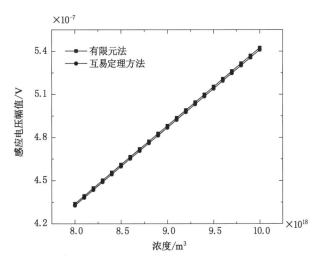

图 3-14　互易定理方法和有限元法计算感应电压对比

　　检测线圈的参数同样会对感应电压产生影响。针对检测线圈的半径和匝数开展研究，设置扫描区域的磁粒子浓度为 $2 \times 10^{18}/\mathrm{m}^3$，保持其他仿真参数不变，扫描区域中心位置坐标依然是(0,0,0)。如图 3-16 所示，考虑检测线圈厚度的影响，对线圈内径进行参数化扫描。仿真研究中，研究区域中用作扫描平面的是边长为 20 mm 的正方形区域，为保证检测线圈所围成的区域包含扫描平面,同时,防止检测线圈的半径过大超出纵向五层方形亥姆霍兹线圈组的区域,将扫描内径控制在 15～50 mm 的范围。

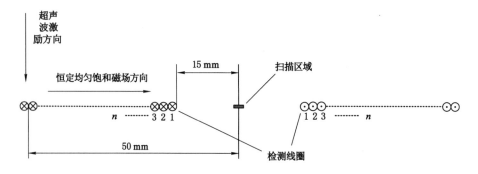

图 3-15　检测线圈内径参数化扫描示意图

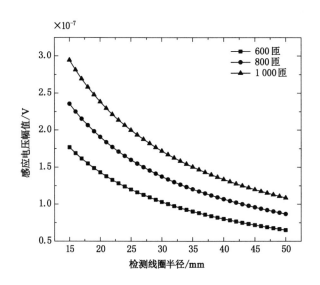

图 3-16　感应电压幅值与检测线圈半径的关系

检测线圈的匝数为 600、800 和 1 000 时,利用 COMSOL 6.1 软件得到的不同线圈匝数下检测线圈的半径与感应电压的关系如图 3-16 所示。同时,通过参数化扫描得到的线圈匝数和半径对感应电压的影响如图 3-17 所示。从结果上看,检测线圈的匝数越大,感应电压幅值也就越大,二者是正相关。同时,检测线圈的半径和感应电压幅值呈反比例函数关系,随着线圈半径的增大,感应电压幅值的变化趋于平缓,这是由于随着线圈半径的增大,线圈围成区域磁通变化量减小的幅度越来越小,导致感应电压幅值变小的趋势越来越小。从互易定理的角度,检测线圈半径增大,互易过程中检测线圈产生的磁场强度 H_1 减小,由式(3-42)得,感应电压幅值减小。图 3-17 中,感应电压幅值的最大值为 $2.944\ 5 \times 10^{-7}$ V,是在检测线圈内径为 15 mm 匝数为 1 000 匝时得到的。对于 SUECI 的逆问题图像重建,检测线圈应在包含成像区域条件下半径越小越好,以产生更大感应电压,更有利于图像重建。

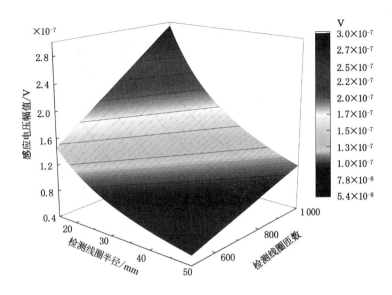

图 3-17 检测线圈半径和匝数对感应电压幅值的影响

3.6 本章小结

为了克服超声电磁式磁粒子浓度成像(UECI)对检测粒子尺寸的限制,本章提出了饱和磁化状态下超声电磁式磁粒子浓度成像方法(SUECI),MNPs 始终处于饱和磁化状态,不需要考虑布朗运动的影响,使得应用尺寸小于 20 nm 的 MNPs 依然满足成像要求。首先,研究了 SUECI 的成像原理;其次,在 SUECI 声场正问题中,结合粒子在不可压缩黏性流体中的运动方程,分析了球形粒子和梨形 MNPs 在超声激励下的运动情况,推导了梨形 MNPs 在超声激励下的摆动角的计算公式;之后,在 SUECI 电磁场正问题研究中,基于经典朗之万顺磁理论分析了饱和磁化状态下超顺磁性梨形 MNPs 的排列状态,以及宏观上在超声激励下磁化强度的变化情况,推导了检测线圈中产生的感应电压的计算公式;最后,在 SUECI 的逆问题研究中,分析了 SUECI 正逆问题的区别,推导了利用感应电压求解 MNPs 浓度的公式,给出了 SUECI 的逆问题图像重建方法。本章从理论上证明了 SUECI 重建 MNPs 浓度分布图像的可行性。之后采用数值仿真的方法研究了 SUECI 的正问题,利用 COMSOL 6.1 软件建立仿真模型,在纵向五层方形亥姆霍兹线圈组提供恒定均匀饱和磁场下,研究了超声激励的峰值压力和频率对超顺磁性梨形 MNPs 最大摆动角度的影响以及对感应电压的影响,验证了感应电压富含 MNPs 浓度信息,对比了不同浓度下有限元法和互易法求解的感应电压幅值,分析了检测线圈参数对感应电压的影响。研究结果表明:

(1) SUECI 中,超声激励的峰值压力和声频率对超顺磁性梨形 MNPs 最大摆动角 θ_{max} 的影响里,峰值压力的影响占主导作用,峰值压力与 θ_{max} 成正相关。声频率的增大会使 θ_{max} 略微减小,相比于声压峰值变化引起 θ_{max} 的改变,这个减小量甚至可以忽略。

(2) SUECI 中,感应电压幅值会随着超声激励的峰值压力和频率的增大而增大。峰值压力和频率均与感应电压幅值成正比,而且峰值压力(或频率)的增大会使频率(或峰值压力)对感应电压幅值的影响更加明显。从人体安全和成像精度考虑,SUECI 应用的峰值压力的极限是 1.9 MPa,频率极限是 1.5 MHz。

（3）SUECI 中,感应电压幅值富含 MNPs 的浓度信息,MNPs 的浓度越高,检测线圈中感应电压幅值越大,通过逐点扫描成像,能够实现 MNPs 的浓度图像重建。

（4）SUECI 中,在感应电压幅值的求解上,互易法与有限元法计算得到的感应电压幅值结果相吻合,利用互易定理的方法求解感应电压幅值是合理的。

（5）SUECI 中,感应电压幅值与检测线圈的半径和匝数有关。感应电压幅值随匝数的增大而增大,变化趋势基本不变;但感应电压幅值随半径的增大而减小且变化趋势逐渐变缓。在检测线圈能够包含成像区域的前提下半径越小越有利于重建 MNPs 浓度分布图像。

参考文献

［1］刘国强.电磁检测式磁声成像［M］.北京:科学技术出版社,2016.

［2］BABCHIN A J,CHOW R S,SAWATZKY R P. Electrokinetic measurements by electroacoustical methods［J］. Advances in Colloid and Interface Science,1989,30: 111-151.

［3］NORTON S J,VO-DINH T. Imaging the distribution of magnetic nanoparticles with ultrasound［J］. IEEE Transactions on Medical Imaging,2007,26(5):660-665.

［4］KNOPP T,BUZUG T M. Magnetic Particle Imaging:An Introduction to Imaging Principles and Scanner Instrumentation［M］. Berlin,Heidelberg:Springer Berlin Heidelberg,2012.［LinkOut］

［5］FLYNN E R,BRYANT H C. A biomagnetic system for in vivo cancer imaging［J］. Physics in Medicine and Biology,2005,50(6):1273-1293.

［6］SZABO T L. Diagnostic ultrasound imaging:inside out,2nd edition,MATLAB examples［M］.Boston:Academic Press,2014.

第 4 章　基于 MNPs 单轴各向异性的研究

磁性纳米粒子(Magnetic Nanoparticles,MNPs)的性能在磁声磁粒子浓度成像(Magnetoacoustic Concentration Tomography with Magnetic Induction,MACT-MI)中起重要作用,MNPs 的非线性平衡磁化特性是 MACT-MI 研究的基础,MACT-MI 中的磁声信号生成依赖于梯度磁场中 MNPs 的非线性平衡磁化响应。

4.1　MNPs 非线性平衡磁化理论

磁性纳米粒子(Magnetic Nanoparticles,MNPs)的性能在磁声磁粒子浓度成像(Magnetoacoustic Concentration Tomography with Magnetic Induction,MACT-MI)中起重要作用,MNPs 的非线性平衡磁化特性是 MACT-MI 研究的基础,MACT-MI 中的磁声信号生成依赖于梯度磁场中 MNPs 的非线性平衡磁化响应。

4.1.1　MNPs 性质

MNPs 是纳米科技与传统磁性材料相结合的一种新型磁性材料,因其尺寸可控、高磁化率并可以通过外部磁场进行非接触操纵的优势,在生物医学等领域具有广阔的应用前景。MNPs 的粒径一般为 $1 \sim 100$ nm,通常以 MNPs 为核心,并在 MNPs 表面修饰聚合物高分子材料。在聚合物纳米粒子中引入磁性物质使得该 MNPs 具有磁响应性,在外加磁场的作用下可聚集,同时具有聚合物纳米粒子的独特性质。

1. 核-壳模型

假定 MNPs 为球形并且小于块体材料中单个磁畴的尺寸,因此 MNPs 被认为均匀磁化,但磁化强度小于块状材料中磁化强度。这种差异性原因是接近 MNPs 表面的自旋顺序的部分受限。此外,对于常用的氧化铁材料,磁芯的不完全氧化会导致其磁矩 m 受到抑制。例如,磁铁矿(Fe_3O_4)或磁赤铁矿(Fe_2O_3)纳米粒子实际上可能包含一些浮体铁锰矿(FeO)。由于这两种效应的结果,材料磁化强度取决于 MNPs 的尺寸。

为了解决上述问题,假设 MNPs 为核-壳模型,如图 4-1 所示。每个 MNP 包含一个内部均匀磁化的球形核,其磁化强度等于材料的体磁化强度。MNPs 核层通常由具有超顺磁或铁磁性质的 Fe_3O_4 或 $\gamma\text{-}Fe_2O_3$ 制成,具有磁靶向性。MNPs 在外加磁场作用下,可定向移动,以实现定位与介质分离。负责磁性行为的核被非磁性外壳包围,可以有效防止 MNPs 集聚和沉淀,同时保持其生物相容性和化学稳定性。MNPs 的非磁性外壳由高分子聚合物组成,其偶联的活性基团可以与多种生物分子,如蛋白质、酶、抗原、抗体、核酸等结合,实现 MNPs 的功能化。通常,MNPs 上还覆盖着表面活性剂分子的吸附层,为不可逆的 MNPs 凝聚提供空间稳定,并可忽略 MNPs 之间的相互作用。因此,MNPs 既具有磁性粒子特性,同时也具有聚合物粒子的特性,即同时具有磁导向性、生物相容性、小尺寸效应、表面效应、活性基团和一定的生物医学功能。由于两个均匀磁化球之间的相互作用完全等同于两点偶极子之间的相互作用,因此核-壳模型便于确定 MNPs 之间的磁相互作用,而无须进行任何多极校正[1,2,3]。

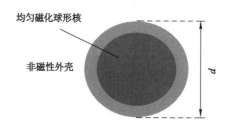

图 4-1 MNPs 的核-壳模型

2. 单磁畴性

在铁磁体材料中,普遍存在由均匀磁化区域组成的多畴结构。这些域的大小和形状取决于系统的交换能、静磁能和各向异性能之间的相互作用。随着磁系体积的减小,磁畴的尺寸和磁畴壁的宽度减小,同时改变了磁畴壁的内部结构。磁畴壁是在平衡静磁能和磁畴壁能量的过程中产生的,其中静磁能随着 MNPs 体积的减小而减小,磁畴壁能量随着 MNPs 磁畴壁之间接触面积的增大而增加。在一定的临界体积下,产生磁畴壁的能量成本大于相应的静磁能减少,因此,系统不再划分较小的磁畴,而是保持单个磁畴的磁结构。临界值取决于饱和磁化强度、各向异性能量以及 MNPs 每次自旋之间的交换相互作用。将静磁能与磁畴壁能相等时 MNPs 的直径定义为临界尺寸 D,该临界尺寸通常在几十纳米范围内,它取决于 MNPs 材料本身的特性,同时也被 MNPs 各向异性能量所影响。当 MNPs 的尺寸小于临界尺寸时,MNPs 表现出单磁畴特性。

假设 MNPs 形状为球形,不考虑 MNPs 间的相互作用,则临界尺寸为

$$D_C = 18 \frac{\sqrt{AK_{eff}}}{\mu_0 M_S^2} \tag{4-1}$$

式中,A 为常数;K_{eff} 为 MNPs 各向异性常数;μ_0 为磁导率;M_S 为饱和磁化强度。

根据式(4-1)可得常用 MNPs 材料的临界尺寸,如表 4-1 所示。本书所使用 MNPs 粒径为 10 nm,小于临界尺寸,因此 MNPs 表现出单磁畴特性。

表 4-1 常用 MNPs 材料的临近尺寸

MNPs 材料	fcc Co	hcp Co	Fe	Ni	Fe_3O_4	$SmCo_5$
临界尺寸/nm	7	15	15	55	128	750

3. 单轴各向异性

考虑体积为 V 并具有自发磁化 M_S 的 MNPs,在临界体积下,MNPs 表现出单磁畴特性,使其磁能最小化。由于 MNPs 所有自旋都是相互平行的,因此可以将 MNPs 的磁化模型建模为单个巨型磁矩 $m = M_S V$,其振幅不取决于其空间方向,即"宏观自旋"和相干旋转近似。由于 MNPs 的各向异性,磁矩 m 通常固定在明确的方向上,即沿其磁各向异性轴。由

于磁晶体形状和表面贡献产生的球形偏差,MNPs 的各向异性非常复杂。实际上,这些众多贡献既不具有相同的对称性,也不具有相同的方向。然而,这些贡献中的一个占主导地位,并决定了主要的一阶贡献。从实践的角度来看,通常从实验研究中得出结论,各向异性表现出一阶主导的单轴特性[4]。MACT-MI 的研究是以朗之万理论对 MNPs 各向同性的假设为前提,但由于磁晶、形状和表面各向异性等因素,MNPs 具有一定程度的单轴各向异性。MNPs 的单轴各向异性直接导致磁化特性曲线的变化。数值计算中,磁力、磁力密度散度声源及声压都以 MNPs 的磁化特性曲线为基础而求解,若仍沿用各向同性的假设,则会引入较大误差,因此在 MACT-MI 研究中考虑 MNPs 的单轴各向异性具有重要意义。

MNPs 的各向异性是指其磁性随方向而变的特性,主要表现为 MNPs 的磁化率以及静态磁化曲线随磁化方向的改变而变化。各向异性的 MNPs 有两个最容易磁化的方向,相隔 180°旋转,平行于这些方向的线称为易磁化轴,单轴各向异性的 MNPs 只具有一个易磁化轴。因此,MNPs 的方向由易磁化轴的方向定义,由矢量 n 表示,如图 4-2(a)所示。MNPs 的磁矩具有两个简并的基态方向,它们与易磁化轴平行和反平行。势能 E 作为 m 和 n 之间的夹角函数,如图 4-2(b)所示。

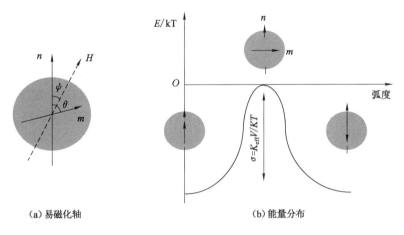

(a) 易磁化轴　　　　　　　　　　　　(b) 能量分布

图 4-2　单轴单畴 MNP

具有单轴各向异性的 MNPs 行为类似于两能级模型,该模型假定单个 MNP 的磁矩 m 只能指向正 z 向或负 z 向,这与朗之万理论所允许单 MNP 磁矩 m 可以指向任意方向的情况不同,单轴各向异性 MNPs 对磁矩 m 指向有所规定。磁场 H 使单轴各向异性 MNPs 的微观磁矩 m 对准,从而产生宏观磁化。

4.1.2　磁化率

χ 是 MNPs 的磁化率张量,支配所考虑介质的本构关系。在各向同性 MNPs 中,χ 是标量,即 $\boldsymbol{\chi}=\chi\boldsymbol{I}$,$\chi$ 是标量函数,$\boldsymbol{I}$ 表示 3×3 单位矩阵。在各向异性 MNPs 中,$\boldsymbol{\chi}$ 一般不是标量,而是 3×3 矩阵。各向异性是 MNPs 结构中的必要组成,$\boldsymbol{\chi}$ 通常是晶体的对称矩阵。MNPs 总是存在坐标变换,因此在新的坐标系中,即主坐标系中,$\boldsymbol{\chi}$ 是对角矩阵。对于四边形、六边形和菱形 MNPs,在主坐标系中,$\boldsymbol{\chi}$ 是对角矩阵,其中在对角线上的三个元素中有两个相等($\chi_X = \chi_Y$)，这种 MNPs 是单轴各向异性的。$\boldsymbol{\chi}$ 在单轴各向异性 MNPs 中具有如下形式

$$\boldsymbol{\chi} = \begin{bmatrix} \chi_X & 0 & 0 \\ 0 & \chi_Y & 0 \\ 0 & 0 & \chi_Z \end{bmatrix} \tag{4-2}$$

在本书中，我们关注 $\boldsymbol{\chi}$ 为式(4-2)形式的单轴各向异性 MNPs 的 MACT-MI。单轴各向异性 MNPs 的磁化率 $\boldsymbol{\chi}$ 为对角矩阵，磁化率沿易磁化轴($\chi_Z > \chi_X = \chi_Y$)增大。外加磁场 $\boldsymbol{H}$ 使单轴各向异性 MNPs 的易磁化轴对齐，从而产生宏观磁化。磁化率 $\boldsymbol{\chi}$ 是磁化强度 $\boldsymbol{M}$ 随磁场 $\boldsymbol{H}$ 的变化率

$$\boldsymbol{\chi} = \frac{\partial \boldsymbol{M}}{\partial \boldsymbol{H}} \tag{4-3}$$

由于单轴各向异性 MNPs 的易磁化轴在外加梯度磁场 $\boldsymbol{H}$ 作用下沿磁场方向排列，即 $\boldsymbol{M}$ 与 $\boldsymbol{H}$ 相互平行，因此根据式(4-3)可知，单轴各向异性 MNPs 的磁化率 $\boldsymbol{\chi}$ 在本书研究中可视为标量。

4.1.3 非相互作用 MNPs 的平衡磁化特性

MACT-MI 系统理论假定平衡条件，在转向非平衡情况之前研究平衡情况具有指导意义。在热平衡状态的假设条件下，MNPs 固有磁矩 $\boldsymbol{m}$ 的空间取向遵循波尔兹曼分布律，MNPs 在趋向于使其总各向异性能量最小化的方向上所产生的磁化强度，对于一个单畴粒子，至少在第一近似中可以认为是与其体积成正比的。通常可以假定 MNPs 的总各向异性具有单轴特性，由单个常数 K_{eff} 决定。因此各向异性能量可以表示为

$$E(\theta) = K_{\text{eff}} V \sin^2(\theta) \tag{4-4}$$

式中，θ 为易轴与磁化强度的夹角；$K_{\text{eff}} V$ 为分离两个易于磁化方向的各向异性能垒。考虑到自旋近似和有效单轴各向异性 K_{eff}，如图 4-2 所示，放置在与各向异性轴形成角 φ 外磁场 $\boldsymbol{H}$ 下的 MNPs 的能量修正为

$$\boldsymbol{E}(\theta, \varphi) = K_{\text{eff}} V \sin^2(\theta) - \mu_0 \boldsymbol{M}_{\text{S}} V \boldsymbol{H} \cos(\theta - \varphi) \tag{4-5}$$

能量势垒与磁芯的体积 V 成正比，与磁晶体单轴各向异性常数 K_{eff} 成正比。使用无量纲参数 $\sigma = \dfrac{K_{\text{eff}} V}{kT}$ 和 $\alpha = \dfrac{\mu_0 mH}{kT}$，归一化为热能的简化磁能为

$$\frac{\boldsymbol{E}(\theta, \varphi)}{kT} = \sigma \sin^2(\theta) - \alpha \cos(\theta - \varphi) \tag{4-6}$$

式中，k 为玻尔兹曼常数；T 为温度，单位为 K。考虑热平衡的情况，即以可逆磁化过程为特征的平衡函数的推导。对于其易磁化轴相对于磁场定向为 φ 的 MNPs，在给定方向上找到磁化强度的概率 $f(\theta)$ 是

$$f(\theta, \varphi) = \frac{\exp\left(\dfrac{\boldsymbol{E}(\theta, \varphi)}{kT}\right)}{\displaystyle\int_\theta \exp\left(\dfrac{\boldsymbol{E}(\theta, \varphi)}{kT}\right) \mathrm{d}\theta} \tag{4-7}$$

通过数值积分，可以得到 MNPs 在外加磁场 $\boldsymbol{H}$ 方向的磁化强度。MNPs 磁化强度 M

由下式给出

$$\boldsymbol{M} = \int_0^{\frac{\pi}{2}} \boldsymbol{M}(\varphi) \sin \varphi \mathrm{d}\varphi \tag{4-8}$$

MNPs 的静态磁化特性曲线是表示 MNPs 的平衡磁化强度 $\boldsymbol{M}$ 与磁场强度 $\boldsymbol{H}$ 之间的非线性关系，MNPs 的平衡磁化理论常用平衡磁化强度与磁场强度即 $\boldsymbol{M}$-$\boldsymbol{H}$ 关系。在 MNPs 的静态磁化特性曲线中，磁场强度 $\boldsymbol{H}$ 从小变大时，MNPs 的平衡磁化强度 $\boldsymbol{M}$ 随着急剧增大，当磁场强度 $\boldsymbol{H}$ 增大到一定值时，MNPs 的平衡磁化强度 $\boldsymbol{M}$ 逐渐趋近于一个确定的饱和磁化值。

在下述两种情况下，可以使用上述三个方程式推导得出 MNPs 静态磁化曲线的解析表达式。

首先，如果忽略 MNPs 的单轴各向异性，即在 $\sigma=0$ 时，其静态磁化特性曲线如图 4-3 所示，MNPs 的静态磁化特性曲线是表示 MNPs 的平衡磁化强度 $\boldsymbol{M}$ 与磁场强度 $\boldsymbol{H}$ 之间的非线性关系，在 $\boldsymbol{M}$-$\boldsymbol{H}$ 曲线中，H 从小变大时，MNPs 的平衡磁化强度 M 随着急剧增大，当 $\boldsymbol{H}$ 增大到一定值时，MNPs 的平衡磁化强度 $\boldsymbol{M}$ 逐渐趋近于一个确定的 $\boldsymbol{M}_\mathrm{s}$ 值，$\boldsymbol{M}_\mathrm{s}$ 称为 MNPs 的饱和磁化强度。

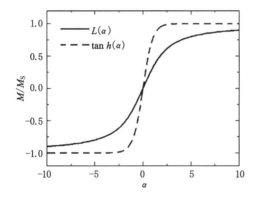

图 4-3　MNPs 静态磁化曲线

各向同性 MNPs 的平衡磁化强度为

$$\boldsymbol{M}(\boldsymbol{H}) = NmL(\alpha)\boldsymbol{e}_H \tag{4-9}$$

其中

$$L(\alpha) = \cot h\alpha - \frac{1}{\alpha} \tag{4-10}$$

$L(\alpha)$ 为朗之万函数，N 为单位体积内 MNPs 的数量，$m = \|\boldsymbol{m}\|_2$ 为固有磁矩大小，$H = \|\boldsymbol{H}\|_2$ 为外磁场强度大小，$\boldsymbol{e}_H$ 表示与外加磁场方向相同的单位向量。因此，广泛使用的朗之万函数本质上忽略了 MNPs 的单轴各向异性。

其次，当 MNPs 单轴各向异性非常大，即 σ 非常大时，可以认为 MNPs 平衡磁化强度只有两个可能的位置：能量的两个最小值，即"二级近似"，它将 θ 的整体可能值简化为两项的和。如果考虑 MNPs 的易磁化轴沿磁场方向的情况（$\varphi=0$），其静态磁化特性曲线如图 4-3 所示，单轴各向异性 MNPs 的平衡磁化强度表示为

$$\boldsymbol{M}(\boldsymbol{H}) = Nm\tan h(\alpha)\boldsymbol{e}_H \tag{4-11}$$

其中，$\tan h(\alpha)$ 为双曲正切函数。与基于朗之万理论的各向同性 MNPs 静态磁化特性曲线 $L(\alpha)$ 相比，基于 MNPs 单轴各向异性的静态磁化特性曲线 $\tan h(\alpha)$ 斜率更陡，平衡磁化特性更强。MNPs 的静态磁化特性曲线对磁力、磁力密度散度声源及声压大小均可产生影响，因此在 MACT-MI 研究中 MNPs 的单轴各向异性不可忽略。

在热平衡状态下，MNPs 磁化瞬间跟随施加的磁场，不包含 MNPs 对施加磁场的磁响应的延迟时间。双曲正切函数模型和朗之万函数模型不描述与外部应用交变磁场的相位滞后，即不包括粒子的弛豫。

4.1.4 相互作用 MNPs 的平衡磁化特性

n 个相同 MNPs 构型的总势能为

$$U = \sum_{i=1}^{n}\left[U_n(i) + U_m(i)\right] + \sum_{i=1}^{n-1}\sum_{j>1}^{n}U_d(i,j) \tag{4-12}$$

其中第一项包含单个 MNP 的能量，即 Néel 能量（U_n），以及 MNP 磁矩与外加磁场 H 之间的相互作用能（U_m）；第二项为 MNPs 间的相互作用能。上式中的各项分别为

$$U_n(i) = -KV(e_{m_i} \cdot e_{n_i})^2 \tag{4-13}$$

$$U_m(i) = -\mu_0(m_i \cdot H) = -\mu_0 mH(e_{m_i} \cdot h) \tag{4-14}$$

$$U_d(i,j) = \frac{\mu_0 m^2}{4r_{ij}^3}\left[(e_{m_i} \cdot e_{m_j}) - 3(e_{m_i} \cdot e_{r_{ij}})(e_{m_j} \cdot e_{r_{ij}})\right] \tag{4-15}$$

式中，e_{m_i} 和 e_{n_i} 是单位向量；外加磁场 H 强度为 H、方向为 h；$r_{ij} = r_{ij}e_{r_{ij}}$ 是粒子 i 和 j 之间的中心-中心分离向量。

表征粒子-粒子间相互作用的偶极耦合无量值参数为

$$\lambda = \frac{\mu_0 m^2}{4\pi d^3 kT} \tag{4-16}$$

施加的磁场 $H = H(0,0,1)$ 与 z 轴方向相同，可以忽略退磁效应。MNPs 的质心位置是半径矢量 $r_i = r_i e_{r_i}$，其中方向为 $e_{r_i} = (\sin \omega_i \cos \xi_i, \sin \omega_i \sin \xi_i, \cos \xi_i)$，$\omega_i$ 是相对于成像体 z 轴的极角，而 ξ_i 是相对于成像体 x 轴的方位角。MNPs 易磁化轴的方向是单位矢量 $e_{n_i} = (\sin \varphi_i \cos \psi_i, \sin \varphi_i \sin \psi_i, \cos \varphi_i)$，其中 φ_i 和 ψ_i 分别是成像体坐标系中的极角和方位角。MNPs 的磁矩 $m_i = m e_{m_i}$，其中 $e_{m_i} = (\sin \theta_i \cos \zeta_i, \sin \theta_i \sin \zeta_i, \cos \theta_i)$，$\theta_i$ 和 ζ_i 分别是 MNPs 在成像体固定坐标系中的极角和方位角。为研究在温度 T 下体积为 V 的 n 个 MNPs 系统的磁性能，MNPs 浓度 $N = n/V$ 可以用无因此形式表示为 Nd^3，或转换为 MNPs 体积分数 $\varphi = \pi Nd^3/6$。

1. 一阶修正平均场（MMF1）理论

磁化强度 M 等于随机选择的 MNPs 磁矩在磁场方向即 z 轴上的投影，用单 MNP 分布函数 $W(1)$ 加权，在所有可能的方向上取平均值，再乘以 MNPs 的浓度

$$M = Nm\int de_{m_1}\int de_{n_1}\int \frac{dr_1}{v}(e_{m_1} \cdot h)W(1) \tag{4-17}$$

对单位向量 e_{m_i} 的积分定义为

$$\int de_{m_i} = \frac{1}{4\pi}\int_0^{2\pi} d\zeta_i \int_{-1}^{1} d\cos \theta_i \tag{4-18}$$

因此 $\int de_{m_i} \cdot 1 = 1$，类似的定义适用于 e_{n_i}，φ_i，ψ_i。对 MNPs 位置 r_i 的积分定义为

$$\int \mathrm{d}\boldsymbol{r}_i = \lim_{R \to \infty} \int_0^{2\pi} \mathrm{d}\boldsymbol{\xi}_i \int_{-1}^{1} \mathrm{d}\cos\omega_i \int_0^{\frac{R}{\sin\omega_i}} r_i^2 \,\mathrm{d}r_i \tag{4-19}$$

MNP 分布函数 $W(1)$ 由 n 粒子系统的波尔兹曼分布给出,该粒子在除粒子 1 以外的所有自由度上平均

$$W(1) = \frac{1}{Q} \prod_{l=2}^{n} \int \mathrm{d}\boldsymbol{e}_{m_l} \int \mathrm{d}\boldsymbol{e}_{n_l} \int \frac{\mathrm{d}\boldsymbol{r}_l}{v} \exp\left(-\frac{U}{kT}\right) \tag{4-20}$$

其中,Q 是配分函数,由波尔兹曼因子 $\exp(-U/kT)$ 对所有 n 个 MNPs 的自由度的积分给出。上式对 $\boldsymbol{e}_{m_1}$ 求导得

$$\frac{\mathrm{d}W(1)}{\mathrm{d}\boldsymbol{e}_{m_1}} = -\frac{W(1)}{kT} \frac{\mathrm{d}[U_n(i) + U_m(i)]}{\mathrm{d}\boldsymbol{e}_{m_1}} - \frac{N}{kT} \int \mathrm{d}\boldsymbol{e}_{m_2} \int \mathrm{d}\boldsymbol{e}_{n_2} \int \mathrm{d}\boldsymbol{r}_2 \frac{\mathrm{d}U_d(1,2)}{\mathrm{d}\boldsymbol{e}_{m_1}} g(1,2) \tag{4-21}$$

$g(1,2)$ 是确定具有特定位置和方向集的两个 MNPs(1 和 2)的相互概率密度的对相关函数

$$g(1,2) = \frac{1}{Q} \prod_{l=3}^{n} \int \mathrm{d}\boldsymbol{e}_{m_l} \int \mathrm{d}\boldsymbol{e}_{n_l} \int \frac{\mathrm{d}\boldsymbol{r}_l}{v} \exp\left(-\frac{U}{kT}\right) \tag{4-22}$$

只有式(4-21)中的最后一项描述了 MNPs 间相关性。在低浓度 $N \to 0$ 的极限下,系统成为非相互作用 MNPs 的理想顺磁体。若不考虑相关项,则理想单粒子概率密度 $W_0(1)$ 为

$$\frac{\mathrm{d}W_0(1)}{\mathrm{d}\boldsymbol{e}_{m_1}} = W_0(1) \frac{\mathrm{d}}{\mathrm{d}\boldsymbol{e}_{m_1}} \left[-\frac{U_n(1)}{kT} - \frac{U_m(1)}{kT}\right] \tag{4-23}$$

则

$$W_0(1) = \frac{1}{Z_0} \exp\left[\sigma(\boldsymbol{e}_{m_1} \cdot \boldsymbol{e}_{n_1})^2 + \alpha(\boldsymbol{e}_{m_1} \cdot \boldsymbol{h})\right] \tag{4-24}$$

式中,Z_0 是标准化常数。

下一步是确定 MNPs 间相关性的影响,用式(4-21)中的第二项表示,除了 $g(1,2)$ 对这些变量的依赖性之外,它还包含浓度 N 和 $U_d/kT \sim \lambda$ 的因子。

对于低浓度($Nd^3, \varphi \ll 1$)和弱相互作用($\lambda \sim 1$)MNPs 系统,对式(4-21)的阶修正为 $\varphi\lambda$,忽略对相关函数的浓度依赖性即可将其分离出来。把它写成两个单粒子分布函数的乘积

$$g(1,2) = W(1) W_0(2) \varepsilon(1,2) + \vartheta(\varphi\lambda) \tag{4-25}$$

其中 $\varepsilon(1,2) = \exp[-U_{HS}(1,2)/kT]$ 为 Heaviside 阶跃函数,描述了两个 MNPs 的不可穿透性。将式(4-21)和式(4-25)组合得到

$$\frac{\mathrm{d}W(1)}{\mathrm{d}\boldsymbol{e}_{m_1}} = W(1) \frac{\mathrm{d}}{\mathrm{d}\boldsymbol{e}_{m_1}} \left[-\frac{U_n(1)}{kT} - \frac{U_m(1)}{kT} + U_{\mathrm{eff}}(1)\right] \tag{4-26}$$

其中,$U_{\mathrm{eff}}(1)$ 表示粒子 1 和其他 $n-1$ 粒子之间相互作用产生的额外有效能量项

$$U_{\mathrm{eff}}(1) = N \int \mathrm{d}\boldsymbol{e}_{m_2} \int \mathrm{d}\boldsymbol{e}_{n_2} \int \mathrm{d}\boldsymbol{r}_2 \left[-\frac{U_d(1,2)}{kT}\right] W_0(2) \varepsilon(1,2) \tag{4-27}$$

那么式(4-26)的解就是单粒子分布函数

$$W(1) = \frac{1}{Z} \exp\left[\sigma(\boldsymbol{e}_{m_1} \cdot \boldsymbol{e}_{n_1})^2 + \alpha(\boldsymbol{e}_{m_1} \cdot \boldsymbol{h}) + U_{\mathrm{eff}}(1)\right] \tag{4-28}$$

将此结果与理想顺磁系统的相应方程式(4-24)进行比较,可以清楚表示 $-U_{\mathrm{eff}}(1)kT$ 的含义:粒子 1 与系统中 $n-1$ 个其他粒子产生的有效磁场的平均相互作用能。因此,这种理论方法被称为一阶修正平均场(First-order modified mean-field,MMF1)理论[5,6]。

式(4-27)中的积分可以分为粒子 2 磁矩所有可能方向的平均值,以及粒子 2 所有可

位置的积分。

$$U_{\text{eff}}(1) = \frac{\mu_0}{4\pi kT} Nm^2 \int de_{m_2} \int de_{n_2} W_0(2) \times \int dr_2 \frac{\varepsilon(1,2)}{r_{12}^3} \left[3(e_{m_1} \cdot e_{r_{12}})(e_{m_2} \cdot e_{r_{12}}) - (e_{m_1} \cdot e_{m_2}) \right]$$

$$= \frac{2\pi}{3} Nd^3\lambda \int de_{m_2} \int de_{n_2} W_0(2) \left[3(e_{m_{1z}} e_{m_{2z}}) - (e_{m_1} \cdot e_{m_2}) \right] \tag{4-29}$$

则

$$U_{\text{eff}}(1) = (e_{m_1} \cdot \boldsymbol{G}) \tag{4-30}$$

其中，矢量 $\boldsymbol{G} = (G_x, G_y, G_z)$

$$\begin{cases} G_x = -\dfrac{1}{2}\chi \displaystyle\int de_{m_2} \int de_{n_2} \, e_{m_{2x}} W_0(2) \\[2mm] G_y = -\dfrac{1}{2}\chi \displaystyle\int de_{m_2} \int de_{n_2} \, e_{m_{2y}} W_0(2) \\[2mm] G_z = \chi \displaystyle\int de_{m_2} \int de_{n_2} (e_{m_2} \cdot \boldsymbol{h}) W_0(2) \end{cases} \tag{4-31}$$

其中 χ 是非相互作用 MNPs 系统的初始磁化率

$$\chi = \frac{\mu_0 Nm^2}{3kT} = \frac{4\pi Nd^3\lambda}{3} = 8\varphi\lambda \tag{4-32}$$

因此，相互作用修正项在 $\chi \sim \varphi\lambda$ 中是线性的，这是 MMF1 理论的本质。MMF1 方法的有效性的范围是 $\chi \leqslant 3$，其重要特征 G_z 是沿外部磁场方向定向的分量，定义类似于磁化强度[7]。更精确地说，G_z 与非相互作用 MNPs 的理想系统的相对磁化强度成正比，由理想概率密度 W_0 确定。

2. 各向同性 MNPs

对于各向同性 MNPs，其磁芯非常小，因此 $K_{\text{eff}}V \ll kT$。例如，对于室温下 5 nm 的 MNPs，各向异性常数 $k_{\text{eff}} \simeq 10 \text{ kJ} \cdot \text{m}^{-3}$，无量纲各向异性参数为 $\sigma \simeq 0.2$，MNPs 内能垒很低，磁矩 m 可以相对于易磁化轴旋转。因此，易磁化轴的方向不重要，它们可以简单地积分出来。对于各向同性 MNPs，$\boldsymbol{G} = (0, 0, \chi_L L(\alpha))$，则单粒子分布函数为

$$W(1) = \frac{\alpha_{\text{eff}}}{\sin h\alpha_{\text{eff}}} \exp\left[\alpha_{\text{eff}}(e_{m_1} \cdot \boldsymbol{h}) \right] \tag{4-33}$$

其中 $\alpha_{\text{eff}} = \alpha + \chi_L L(\alpha)$ 是有效的朗之万参数，包括 MNPs 间的相互作用。磁化强度和初始磁化率为

$$M = M_{\text{s}} L(\alpha + \chi_L L(\alpha)) \tag{4-34}$$

$$\chi = \chi_L \left(1 + \frac{1}{3}\chi_L \right) \tag{4-35}$$

3. 单轴各向异性 MNPs

对于单轴各向异性 MNPs 易磁化轴与磁场平行，即 $e_{n_i} = (0, 0, 1)$，所有的易磁化轴都 z 轴对齐，即 $(e_{m_i} \cdot e_{n_i}) = (e_{m_i} \cdot \boldsymbol{h}) = \cos \omega_i$。理想单粒子分布函数为

$$W_0(1) = \frac{1}{R_1(\alpha, \sigma)} \exp\left[\alpha\cos \omega_1 + \sigma \cos^2 \omega_1 \right] \tag{4-36}$$

其中

$$R_1(\alpha, \sigma) = \frac{1}{2} \int_{-1}^{1} \exp(\alpha t + \sigma t^2) dt \tag{4-37}$$

其中 $R_1(\alpha,0) = \sin h(\alpha)/\alpha$。根据对称性，$G_x = G_y = 0$，$z$ 分量为

$$G_z = \chi_t \frac{R_2(\alpha,\sigma)}{R_1(\alpha,\sigma)} \tag{4-38}$$

其中 χ_t 是单轴各向异性 MNPs 的初始磁化率。

$$R_2(\alpha,\sigma) = \frac{1}{2}\int_{-1}^{1} \exp(\alpha t + \sigma t^2)t\,\mathrm{d}t = \frac{\partial R_1(\alpha,\sigma)}{\partial \alpha} = \frac{\exp(\sigma)}{2\sigma}\sin h\alpha - \frac{\alpha}{2\sigma}R_1(\alpha,\sigma) \tag{4-39}$$

其中 $R_2(\alpha,0) = L(\alpha)\sin h(\alpha)/\alpha$。代入式(4-30)和(4-28)，得单轴各向异性 MNPs 磁化强度

$$M_{\mathrm{UNA}} = M_s \frac{R_2(\alpha_{\mathrm{UNA}},\sigma)}{R_1(\alpha_{\mathrm{UNA}},\sigma)} \tag{4-40}$$

其中

$$\alpha_{\mathrm{UNA}} = \alpha + \chi_t \frac{R_2(\alpha,\sigma)}{R_1(\alpha,\sigma)} \tag{4-41}$$

α_{UNA} 是有效的朗之万参数，包括 MNPs 之间的相互作用。初始磁化率为

$$\chi_{\mathrm{init}} = \chi_t A_{\mathrm{UNA}}(\sigma)\left[1 + \frac{1}{3}\chi_t A_{\mathrm{UNA}}(\sigma)\right] \tag{4-42}$$

其中

$$A_{\mathrm{UNA}}(\sigma) = 3\frac{\mathrm{d}\ln R(\sigma)}{\mathrm{d}\sigma} = \frac{3}{2\sigma}\left[\frac{\exp(\sigma)}{R(\sigma)} - 1\right] \tag{4-43}$$

其中 $R_1(0,\sigma) = R(\sigma)$。对于各向同性 MNPs，$A_{\mathrm{UNA}}(0) = 1$，那么式(4-40)和(4-42)与式(4-34)和(4-35)一致。单轴各向异性 MNPs 的极限($\sigma \to \infty$)为 $A_{\mathrm{UNA}} \to 3$，初始磁化率的最大值为 $\chi_{\mathrm{UNA}} \to 3\chi_t(1+\chi_t)$。此极限适用于 MNPs 的磁矩仅在两种状态下被量化：$e_{m_i} = \pm 1$。在此极限下的磁化强度变为

$$M_{\mathrm{UNA}} = M_s \tan h(\alpha + \chi_t \tan h\alpha) \tag{4-44}$$

它类似于式(4-34)，但用快速增长的函数 $\tan h\alpha$ 代替了朗之万函数 $L(\alpha)$。与未相互作用的 MNPs 相比，相互作用的 MNPs 具有更高的磁化强度，且磁化强度随各向异性参数 σ 的增大而增大。

4.2　单轴各向异性 MNPs 受力分析

4.2.1　非相互作用 MNPs 受力

对于各向同性 MNPs，将式(4-9)代入式(2-13)，有

$$\boldsymbol{F} = NmL(a)\frac{\partial B_z}{\partial z}\boldsymbol{e}_z \tag{4-45}$$

对于单轴各向异性 MNPs，将式(4-11)代入式(2-13)，有

$$\boldsymbol{F} = Nm\tan h(\alpha)\frac{\partial B_z}{\partial z}\boldsymbol{e}_z \tag{4-46}$$

在本书参数设置下，单轴各向异性 MNPs 的静态磁化曲线 $\tan h(\alpha)$ 可化简为

$$\tan h(\alpha) = \frac{\left(1 + \alpha + \frac{\alpha^2}{2} + \cdots\right) - \left(1 - \alpha + \frac{\alpha^2}{2} - \cdots\right)}{\left(1 + \alpha + \frac{\alpha^2}{2} + \frac{\alpha^3}{6} + \cdots\right) + \left(1 - \alpha + \frac{\alpha^2}{2} - \frac{\alpha^3}{6} + \cdots\right)} \approx \alpha \tag{4-47}$$

各向同性 MNPs 的静态磁化曲线 $L(\alpha)$ 可化简为

$$L(\alpha) = \frac{\left(1+\alpha+\frac{\alpha^2}{2}+L\right) - \left(1-\alpha+\frac{\alpha^2}{2}-L\right)}{\left(1+\alpha+\frac{\alpha^2}{2}+\frac{\alpha^3}{6}+L\right) + \left(1-\alpha+\frac{\alpha^2}{2}-\frac{\alpha^3}{6}+L\right)} - \frac{1}{\alpha} \approx \frac{\alpha}{3} \tag{4-48}$$

因此磁力公式(4-45)和公式(4-46)可分别化简为

$$\boldsymbol{F} = N\frac{m^2}{3kT}B_z\frac{\partial B_z}{\partial z}\boldsymbol{e}_z \tag{4-49}$$

$$\boldsymbol{F} = N\frac{m^2}{kT}B_z\frac{\partial B_z}{\partial z}\boldsymbol{e}_z \tag{4-50}$$

对 B_z 时空变量分离,有

$$B_z(\boldsymbol{r},t) = B_z(\boldsymbol{r})g(t) \tag{4-51}$$

因此磁力公式(4-49)和(4-50)可分别化简为

$$\boldsymbol{F}(\boldsymbol{r},t) = N\frac{m^2}{3kT}B_z(r)\frac{\partial B_z(r)}{\partial z}g^2(t)\boldsymbol{e}_z \tag{4-52}$$

$$\boldsymbol{F}(\boldsymbol{r},t) = N\frac{m^2}{kT}B_z(r)\frac{\partial B_z(r)}{\partial z}g^2(t)\boldsymbol{e}_z \tag{4-53}$$

4.2.2 相互作用 MNPs 受力

对于各向同性 MNPs,将式(4-34)代入式(2-13),磁力公式可化为

$$\boldsymbol{F} = NmL(\alpha + \chi_L L(\alpha))\frac{\partial B_z}{\partial z}\boldsymbol{e}_z \tag{4-54}$$

对于单轴各向异性 MNPs,将式(4-44)代入式(4-47),磁力公式可化为

$$\boldsymbol{F} = Nm\tan h(\alpha + \chi_t \tan h(\alpha))\frac{\partial B_z}{\partial z}\boldsymbol{e}_z \tag{4-55}$$

对于各向同性 MNPs,磁化率为

$$\chi_L = \frac{\mu_0 M_s^2 V}{3kT} \tag{4-56}$$

对于单轴各向异性 MNPs,磁化率为

$$\chi_t = \frac{\mu_0 M_s^2 V}{kT} \tag{4-57}$$

将磁化率代入磁力公式(4-54)和式(4-55)

$$\boldsymbol{F}(\boldsymbol{r},t) = NmL\left[\frac{mB_z(r)}{9k^2 T^2}(9kT + \mu_0 M_S^2 V)\right]\frac{\partial B_z(r)}{\partial z}g^2(t)\boldsymbol{e}_z \tag{4-58}$$

$$\boldsymbol{F}(\boldsymbol{r},t) = Nm\tan h\left[\frac{mB_z(r)}{k^2 T^2}(kT + \mu_0 M_S^2 V)\right]\frac{\partial B_z(r)}{\partial z}g^2(t)\boldsymbol{e}_z \tag{4-59}$$

根据郎之万函数与双曲正切函数性质,磁力公式(4-58)和(4-59)可分别化简为

$$\boldsymbol{F}(\boldsymbol{r},t) = 0.8Nm\frac{\partial B_z(r)}{\partial z}g^2(t)\boldsymbol{e}_z \tag{4-60}$$

$$\boldsymbol{F}(\boldsymbol{r},t) = Nm\frac{\partial B_z(r)}{\partial z}g^2(t)\boldsymbol{e}_z \tag{4-61}$$

4.3　单轴各向异性 MNPs 的电磁场正问题仿真分析

4.3.1　麦克斯韦线圈

麦克斯韦线圈中通入反向脉冲电流用以产生沿 z 方向的时变梯度磁场,当麦克斯韦线圈的匝数为 n_{coil} 时,通入的电流为 I,麦克斯韦线圈空间结构位置关于 z 轴对称,麦克斯韦线圈结构如图 4-4 所示。

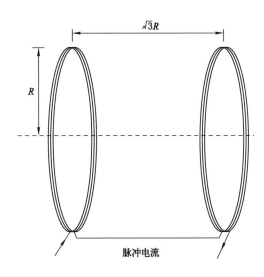

图 4-4　麦克斯韦线圈

其中麦克斯韦线圈匝数为 $n_{coil}=3$,麦克斯韦线圈半径为 $R=150$ mm,麦克斯韦线圈横截面的半径为 5 mm,设置麦克斯韦线圈组中的下线圈位于空间 $z=0$ mm 处,设置麦克斯韦线圈的电导率为 6×10^7 S/m。

麦克斯韦线圈电流 I 的时间特性如图 4-5 所示,电流在 0.2 μs 达到峰值,周期为 2 μs,即频率为 500 kHz。

麦克斯韦线圈结构在轴线上产生的梯度磁场,通过在后处理中定义 $r=0$ 截线,计算麦克斯韦线圈的磁场强度 B_z,进一步对 z 变量求梯度,即 dB_z/dz 得到空间轴线上的磁场梯度值如图 4-6 所示,麦克斯韦线圈在 $z=100$ mm 到 $z=180$ mm 可以产生一个线性分布的磁场区域,MNPs 簇处于恒定梯度磁场分布中,利于信号获取。

4.3.2　仿真模型建立

在热平衡假设的前提下,根据 MNPs 的静态磁化曲线,构建二维轴对称仿真模型对比分析单轴各向异性 MNPs 簇与各向同性 MNPs 簇的磁力、磁力密度散度声源以及声压。借助 COMSOL Multiphsics 建立二维轴对称仿真模型如图 4-7 所示,外球代表生物组织,半径为 40 mm,内球区表示单轴各向异性 MNPs 簇,半径为 5 mm。由于麦克斯韦线圈会在其中心区域产生零磁场点,故将同心球圆心置于 $(0,0,150)$,MNPs 浓度为 4×10^{20} particles/m^3。

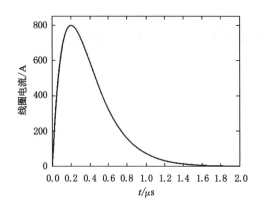

图 4-5 电流的时间特性 图 4-6 轴线上产生的梯度磁场

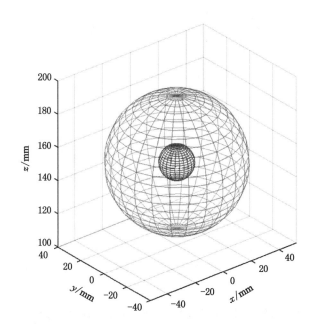

图 4-7 二维轴对称仿真模型

单轴各向异性 MNPs 的磁导率 μ 为对角矩阵,磁导率 μ 沿易磁化轴($\mu_z > \mu_x = \mu_y$)增大,由于麦克斯韦线圈所产生的磁场在研究区域中只有单一 z 分量,且 μ_z 与 μ_x 差异极小,故可将单轴各向异性 MNPs 的磁导率 μ 视为标量,单轴各向异性 MNPs 参数如表 4-2 所示。

表 4-2 单轴各向异性 MNPs 的仿真参数

物理量参数	变量	值
玻尔兹曼常数	k	1.38×10^{-23} J/K
温度	T	300 K
直径	d	10 nm

表 4-2(续)

物理量参数	变量	值
饱和磁化强度	M_s	$0.6/\mu$ A/m
真空磁导率	μ	$4\pi \times 10^{-7}$
体积	V	$\pi d^3/6$
磁矩	m	VM_s

4.3.3　磁力对比

为考察 MACT-MI 中磁力密度散度声源的产生机制,对比分析考虑非相互作用 MNPs 单轴各向异性前后磁力的变化,分别取 $t=0.5\ \mu s$ 时非相互作用单轴各向异性 MNPs 簇和非相互作用各向同性 MNPs 簇的 yoz 截面磁力分布,利用式(4-20)求解作用在非相互作用单轴各向异性 MNPs 簇和非相互作用各向同性 MNPs 簇的磁力,如图 4-8(a)和图 4-8(b)所示。

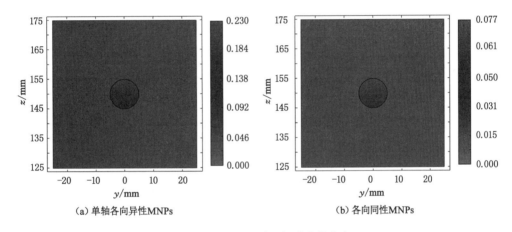

(a) 单轴各向异性MNPs　　　　　(b) 各向同性MNPs

图 4-8　$t=0.5\ \mu s$ 时空间磁力的分布

如图 4-8 所示,在 $t=0.5\ \mu s$ 时,磁力只作用于被 MNPs 标记的生物组织,这是因为 MNPs 相较于周围生物组织具有较大磁化强度,在外部梯度磁场作用下会受到更大的磁力,由此为声场提供磁力密度散度声源。

分别取非相互作用单轴各向异性 MNPs 簇和非相互作用各向同性 MNPs 簇所在中心点(0,0,150),绘制双 y 轴图,对比非相互作用单轴各向异性 MNPs 和非相互作用各向同性 MNPs 的磁场力响应,如图 4-9 所示。

如图 4-9 所示,在通入相同的脉冲电流时,非相互作用单轴各向异性 MNPs 所产生的磁力是非相互作用各向同性 MNPs 的 3 倍。与基于朗之万理论的非相互作用各向同性 MNPs 静态磁化特性曲线 $L(\alpha)$ 相比,非相互作用单轴各向异性 MNPs 的静态磁化曲线 $\tan h(\alpha)$ 的斜率更陡,MNPs 的平衡磁化特性更强,从而可以激发更强的磁力。证明了非相互作用 MNPs 的单轴各向异性对 MACT-MI 中磁力的影响,同时为获取高信噪比的磁声信号提供了可能。

分别取相互作用单轴各向异性 MNPs 簇和相互作用各向同性 MNPs 簇所在中心点(0,

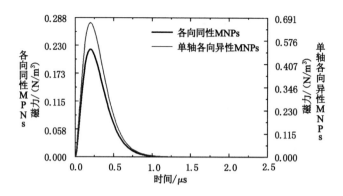

图 4-9　非相互作用 MNPs 磁力对比

0,150），绘制双 y 轴图，对比相互作用单轴各向异性 MNPs 和相互作用各向同性 MNPs 的磁场力响应，如图 4-10 所示。

如图 4-10 所示，在通入相同的脉冲电流时，相互作用单轴各向异性 MNPs 所产生的磁力与相互作用各向同性 MNPs 所产生的磁力相差很小。在 500 kHz 频率下由 MNPs 浓度变化所引起的磁偶极相互作用的改变极小，平衡磁化强度的改变极小，进而对 MNPs 所受磁力、磁力密度散度声源及声压的影响极小。因此在本书所使用 500 kHz 条件下，可忽略由 MNPs 浓度变化所引起的磁偶极相互作用的改变。

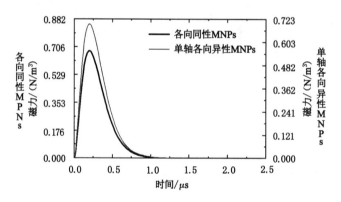

图 4-10　相互作用 MNPs 磁力对比

4.4　单轴各向异性 MNPs 的声场正问题仿真分析

4.4.1　声波方程建立

声波是由通过施加梯度磁场而磁化的单轴各向异性 MNPs 振动所产生，即单轴各向异性 MNPs 在平衡位置附近的微小运动。根据惠更斯原理，任何形状和大小的超声换能器可视为无数单点声源的集合，即单轴各向异性 MNP 声源的集合，所有单轴各向异性 MNP 点源产生的声场叠加在空间的某点，即为此点声场的真实值。

对于生物组织不可压缩的非黏性介质,作用于成像区域的声场方程为

$$\rho_0 \frac{\partial \boldsymbol{v}}{\partial t} = -\nabla p + \boldsymbol{F} \tag{4-62}$$

式中,$\boldsymbol{v}$ 是在成像区域点 r 处的速度;ρ_0 是介质密度。单轴各向异性 MNPs 受到的沿 z 轴方向的力为

$$\boldsymbol{F} = N \frac{m^2}{kT} B_z(\boldsymbol{r}) \frac{\partial B_z(\boldsymbol{r})}{\partial z} g^2(t) \boldsymbol{e}_z \tag{4-63}$$

单轴各向异性 MNPs 在磁场力作用下沿磁场方向即 z 轴振动,进而产生超声波。单轴各向异性 MNPs 磁力密度散度声源可视为声偶极子。假设声场仅从标记有单轴各向异性 MNPs 的生物组织向外传播,建立基于单轴各向异性 MNPs 声偶极子的磁声场数值模型,单轴各向异性 MNPs 磁力密度散度声源下的有源线性声压波动方程为[8,9]。

$$\nabla^2 p - \frac{1}{c_s^2} \frac{\partial^2 p}{\partial t^2} = \nabla \cdot \left[N \frac{m^2}{kT} B_z(\boldsymbol{r}) \frac{\partial B_z(\boldsymbol{r})}{\partial z} \boldsymbol{e}_z \right] g^2(t) \tag{4-64}$$

式中,p 为声压分布;c_s 为生物组织内的声速。

以麦克斯韦线圈通电之前为初始时刻,此时成像区域内部中无梯度磁场,单轴各向异性 MNPs 不受磁力,即不存在声源时,可以认为初始条件为

$$\begin{cases} p\big|_{t=0^-} = 0 \\ \dfrac{\partial p}{\partial t}\bigg|_{t=0^-} = 0 \end{cases} \tag{4-65}$$

成像区域内部声振动产生的原始声场为 $p(\boldsymbol{r}, t)$,产生的超声信号由放置在样品周围的超声换能器接收。噪声 $n(t)$ 为加性噪声,其特点是与图像光强大小无关。由于超声换能器存在固有特性使其本身具有一个脉冲响应函数 $h(t)$,实际超声换能器输出的声压波形为原始声场信号与系统响应函数的卷积

$$w(\boldsymbol{r}, t) = p(\boldsymbol{r}, t) * h(t) + n(t) \tag{4-66}$$

借助声场耦合模块,将单轴各向异性 MNPs 区域设置为偶极域源,并写入式(4-63)中单轴各向异性 MNPs 所受磁力的表达式,结合声压波动方程式(4-64)以及初始条件式(4-65),求解声压波动方程,研究单轴各向异性 MNPs 的声场时空特性。

4.4.2　磁力密度散度声源

取单轴各向异性 MNPs 簇和各向同性 MNPs 簇所在轴线 $z = 140 \sim 160$ mm,分别计算磁力密度散度声源,在相同脉冲电流条件下,将归一化磁力密度散度声源绘制于图 4-11 中。

由于生物组织具有弱抗磁性、低电导率和弱散射的特点,因此声速和密度的变化均较小,而 MNPs 具有较高的磁特性,因此空间中声场主要由 MNPs 产生。如图 4-11 所示,磁力密度散度声源突变的位置为单轴各向异性 MNPs 簇和各向同性 MNPs 簇边界所在位置。在相同脉冲激励条件下,单轴各向异性 MNPs 簇比各向同性 MNPs 簇的磁力密度散度声源幅值显著增强,有利于声信号的获取。

考虑 MNPs 的单轴各向异性特性后,MACT-MI 中磁力密度散度声源发生改变。各向同性 MNPs 的行为允许任意方向,其磁矩 $\boldsymbol{m}$ 可以指向任意方向;而具有单轴各向异性的 MNPs 的行为类似于两能级系统,其磁矩 $\boldsymbol{m}$ 只能指向正 z 向或负 z 向。MNPs 行为所允许的方向不同是各向同性 MNPs 与单轴各向异性 MNPs 的根本差异,即 MNPs 的磁矩 $\boldsymbol{m}$ 所

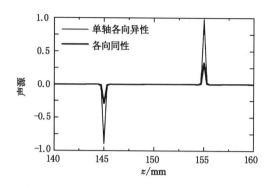

图 4-11 磁力密度散度声源对比

允许的指向不同,这导致所使用的数学物理模型不同,进而导致单轴各向异性 MNPs 与各向同性 MNPs 的磁力密度散度声源不同。在表现形式上为各向同性 MNPs 的静态磁化曲线使用朗之万函数 $L(\alpha)$ 建模,单轴各向异性的 MNPs 的静态磁化曲线使用双曲正切函数 $\tan h(\alpha)$ 建模。

在 MACT-MI 中,磁力密度散度声源以 MNPs 的静态磁化曲线为基础而求解。因此,各向同性和单轴各向异性情况下磁力密度散度声源结果的差异是由朗之万中的 $M(H)$ 模型和双曲正切函数模型的内在差异引起的。为获取更加精确的磁力密度散度声源,提高磁声信号的信噪比,减小 MNPs 浓度重建图像误差,在 MACT-MI 研究中,MNPs 的单轴各向异性特性不可忽略。

4.4.3 声压

超声换能器扫描路径如图 4-12 所示,超声换能器置于被单轴各向异性 MNPs 所标记的生物组织外,设置超声换能器的旋转角度及检测半径进行圆周扫描,采集不同检测点处的声场信号。

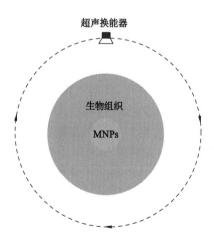

图 4-12 超声换能器扫描路径

为对比分析考虑 MNPs 单轴各向异性前后的声场分布变化,分别取 $t = 0.01\ \mu s$ 单轴各向异性 MNPs 簇和各向同性 MNPs 簇的 yoz 截面声场分布,绘制于图 4-13(a)、图 4-13(b)所示。

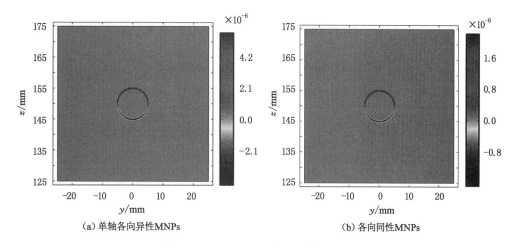

（a）单轴各向异性MNPs　　　　　　（b）各向同性MNPs

图 4-13　$t = 0.01\ \mu s$ 时空间声场的分布

如图 4-13(a)、图 4-13(b)所示,考虑 MNPs 单轴各向异性前后的声场特性与声偶极子的物理特性一致,由磁力密度散度声源所引起声场的传播特性符合偶极子的声压波动方程。由于 $t = 0.01\ \mu s$ 临近 MNPs 开始产生电磁响应时刻,声波仅由声源向外单向传播。在受力方向上,声波相位相反,单轴各向异性 MNPs 比各向同性 MNPs 所产生的声压更强,进一步证明了 MNPs 的单轴各向异性特性在 MACT-MI 研究中是不可忽略的。

取单轴各向异性 MNPs 浓度分别 2×10^{20}、4×10^{20} 和 $6 \times 10^{20}\ particles/m^3$,设置超声换能器检测点半径为 20 mm,扫描角度 90°,将归一化声场特性曲线绘制于图 4-14 中。

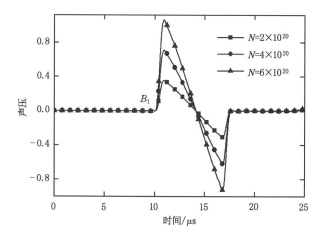

图 4-14　不同 MNPs 浓度声场时间特性

如图 4-14 所示,$t_{B1} = 10\ \mu s$ 为声波从单轴各向异性 MNPs 簇边界点 $(0,0,155)$ 传播到检测点的时间。可见声波起跳时间只与单轴各向异性 MNPs 簇位置有关,同时增加 MNPs 浓度可以增强声信号的幅值,便于声信号的获取。

4.5　MNPs 单轴各向异性常数

MNPs 的单轴各向异性特性导致其静态磁化特性曲线的变化。数值计算中，磁力密度散度声源以 MNPs 的静态磁化特性曲线为基础而求解。改变 MNPs 的单轴各向异性常数 K_{eff} 会导致 MNPs 的静态磁化特性曲线改变，即 MNPs 的平衡磁化强度随单轴各向异性常数 K_{eff} 而变化，因此通过改变 MNPs 的单轴各向异性常数 K_{eff} 考察其对磁力密度散度声源的影响。

在热平衡状态下，施加外部磁场 H 使单轴各向异性 MNPs 的易磁化轴与磁场对齐。当单轴各向异性 MNPs 的易磁化轴平行于外部梯度磁场，即 $\phi = 0$ 情况下，MNPs 的单轴各向异性常数 K_{eff} 从 0 变化为非常大，即 $\sigma = K_{eff}V/kT$ 从 0 变化为非常大。如图 4-15 所示，MNPs 的静态磁化曲线随之从 $L(\alpha)$ 变化为 $\tan h(\alpha)$，即 MNPs 的平衡磁化强度发生改变，其静态磁化曲线的斜率从 $\alpha/3$ 逐渐演化到 α。改变 MNPs 的单轴各向异性常数后，其他参数的变化如表 4-3 所示。

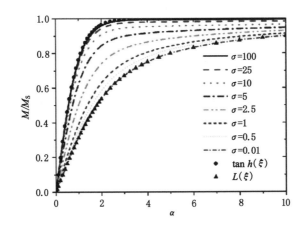

图 4-15　MNPs 静态磁化曲线随单轴各向异性常数的变化

表 4-3　改变 MNPs 单轴各向异性常数后其他参数变化

物理量参数	初始值	终值
单轴各向异性常数 K_{eff}	0	非常大
无量纲参数 σ	0	非常大
静态磁化曲线 $M(H)$	$L(\alpha)$	$\tan h(\alpha)$
静态磁化曲线斜率	$\alpha/3$	α

首先改变 MNPs 的单轴各向异性常数 K_{eff}，根据 MNPs 的静态磁化曲线，考察其对磁力的影响。当 MNPs 的单轴各向异性常数 K_{eff} 为 0 时，即 $\sigma = K_{eff}V/kT = 0$ 时，MNPs 的静态磁化曲线为

$$M(H) = M_{S}L(\alpha) \tag{4-67}$$

根据磁力公式

$$\boldsymbol{F} = M(H)\,\frac{\partial B_z}{\partial z}\boldsymbol{e}_z \tag{4-68}$$

将式(4-67)代入得

$$\boldsymbol{F} = M_S L(\alpha)\,\frac{\partial B_z}{\partial z}\boldsymbol{e}_z \tag{4-69}$$

当 MNPs 的单轴各向异性常数 K_{eff} 非常大时，即 σ 非常大时，MNPs 的静态磁化曲线为

$$M(H) = M_S\tan h(\alpha) \tag{4-70}$$

根据磁力公式(4-68)，将式(4-70)代入得

$$\boldsymbol{F} = M_S\tan h(\alpha)\,\frac{\partial B_z}{\partial z}\boldsymbol{e}_z \tag{4-71}$$

改变 MNPs 的单轴各向异性常数 K_{eff} 从 0 到非常大，MNPs 所受磁力从 $M_S L(\alpha)\dfrac{\partial B_z}{\partial z}\boldsymbol{e}_z$ 变化为 $M_S\tan h(\alpha)\dfrac{\partial B_z}{\partial z}\boldsymbol{e}_z$，仿真结果如图 4-16 所示。

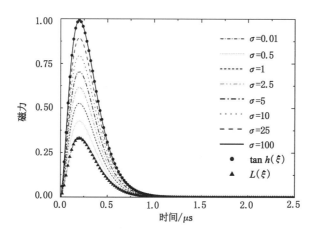

图 4-16　不同 MNPs 各向异性常数磁力对比

　　如图 4-16 所示，在通入相同的脉冲电流时，MNPs 所受磁力随单轴各向异性常数的增加而增加。当 MNPs 的单轴各向异性常数为 0 时，即在忽略 MNPs 的单轴各向异性特性时，MNPs 所受磁力最小。当 MNPs 的单轴各向异性常数最大时，即 MNPs 的静态磁化曲线为双曲正切函数时，MNPs 所受磁力最大。与基于朗之万理论的各向同性 MNPs 静态磁化特性曲线郎之万函数 $L(\alpha)$ 相比，单轴各向异性 MNPs 的静态磁化曲线双曲正切函数 $\tan h(\alpha)$ 的斜率更陡，平衡磁化特性更强，从而激发更强的磁力。证明了 MNPs 的单轴各向异性对 MNPs 所受磁力的影响，更强的磁力从而激发更强的声压，为获取高信噪比的磁声信号提供了可能。

　　当 MNPs 的单轴各向异性常数 K_{eff} 为 0 时，即 $\sigma=0$ 时，建立磁力密度散度声源下的有源线性声压波动方程

$$\nabla^2 p - \frac{1}{c_s^2}\frac{\partial^2 p}{\partial t^2} = \nabla\boldsymbol{\cdot}\left[N\frac{m^2}{3kT}B_z(r)\frac{\partial B_z(r)}{\partial z}\boldsymbol{e}_z\right]g^2(t) \tag{4-72}$$

当 MNPs 的单轴各向异性常数 K_{eff} 非常大时，即 σ 非常大时，建立磁力密度散度声源下的有源线性声压波动方程

$$\nabla^2 p - \frac{1}{c_s^2}\frac{\partial^2 p}{\partial t^2} = \nabla \cdot \left[N\frac{m^2}{kT}B_z(r)\frac{\partial B_z(r)}{\partial z}\boldsymbol{e}_z \right]g^2(t) \tag{4-73}$$

改变 MNPs 的单轴各向异性常数 K_{eff}，使 K_{eff} 从 0 变化到非常大，进而导致磁力密度散度声源从 $\nabla \cdot \left[N\frac{m^2}{3kT}B_z(r)\frac{\partial B_z(r)}{\partial z}\boldsymbol{e}_z \right]$ 变化到 $\nabla \cdot \left[N\frac{m^2}{kT}B_z(r)\frac{\partial B_z(r)}{\partial z}\boldsymbol{e}_z \right]$，仿真结果如图 4-17 所示。

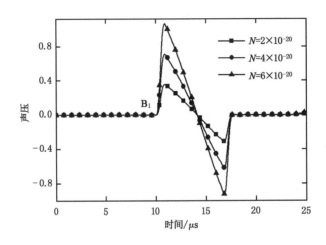

图 4-17　磁力密度散度声源对比

如图 4-17 所示，在通入相同的脉冲电流时，磁力密度散度声源随单轴各向异性常数的增加而增加。当单轴各向异性常数为 0 时，即在忽略 MNPs 的单轴各向异性时，磁力密度散度声源最小。当单轴各向异性常数最大时，即 MNPs 的静态磁化曲线为双曲正切函数时，磁力密度散度声源最大。为获取更高信噪比的磁声信号，描述较大各向异性常数磁化曲线的双曲正切函数是最优选择。

4.6　本章小结

本章研究了单轴各向异性 MNPs 的非线性平衡磁化特性。首先建立 MNPs 的核-壳模型，分析单轴各向异性 MNPs 的易磁化轴分布以及能量分布，并阐明将单轴各向异性 MNPs 的磁化率视为标量的原因。其次针对非相互作用的单轴各向异性 MNPs，推导 MNPs 易磁化轴沿外加磁场 H 方向排列时的磁化率及静态磁化曲线，与基于朗之万理论的非相互作用各向同性 MNPs 静态磁化特性曲线 $L(\alpha)$ 相比，基于 MNPs 单轴各向异性的静态磁化特性曲线 $\tan h(\alpha)$ 斜率更陡，平衡磁化特性更强。最后针对相互作用的 MNPs，借助一阶修正平均场理论，推导出各向同性 MNPs 以及单轴各向异性 MNPs 的平衡磁化强度，与非相互作用的 MNPs 相比，相互作用的 MNPs 具有更高的平衡磁化强度。

之后根据 MNPs 的静态磁化特性曲线，分析在时变梯度磁场作用下非相互作用和相互作用情况下单轴各向异性 MNPs 的受力特性，推导非相互作用单轴各向异性 MNPs 以及相

互作用各向同性和单轴各向异性 MNPs 的受力公式。构建二维轴对称仿真模型对比分析非相互作用单轴各向异性 MNPs 与各向同性 MNPs 的磁力,同时对比相互作用单轴各向异性 MNPs 与各向同性 MNPs 的磁力。在相同激励条件下,非相互作用单轴各向异性 MNPs 所产生的磁力是非相互作用各向同性 MNPs 的 3 倍,为获取更加精确的声源,MNPs 的单轴各向异性特性不可忽略。同时在 500 kHz 频率下由 MNPs 浓度变化所引起的磁偶极相互作用的改变极小,平衡磁化强度的改变极小,进而对 MNPs 所受磁力、磁力密度散度声源及声压的影响极小,因此 500 kHz 条件下,可忽略由 MNPs 浓度变化所引起的磁偶极相互作用的改变。

再在电磁场正问题求解的基础上,研究 MACT-MI 的声场正问题,建立含单轴各向异性 MNPs 浓度信息的声压波动方程,对比分析单轴各向异性 MNPs 与各向同性 MNPs 的磁力密度散度声源和声压,在相同脉冲激励条件下,单轴各向异性 MNPs 簇所产生的磁力密度散度声源与声压幅值对比于各向同性 MNPs 簇所产生的磁力密度散度声源与声压幅值显著增强,有利于声信号的获取。通过改变 MNPs 的单轴各向异性常数,根据 MNPs 的静态磁化特性曲线,对比分析单轴各向异性 MNPs 与各向同性 MNPs 的磁力和磁力密度散度声源,为获取更高信噪比的磁声信号,描述较大各向异性常数磁化曲线的双曲正切函数是最优选择。最后研究超声换能器的扫描角度及检测半径对单轴各向异性 MNPs 声压信号的影响,声波起跳位置为声波从距离检测点最近的单轴各向异性 MNPs 簇所在位置传播至检测点的时间,利用声波曲线可以获取单轴各向异性 MNPs 簇空间位置信息。

参考文献

[1] ELFIMOVA E A,IVANOV A O,CAMP P J. Static magnetization of immobilized, weakly interacting, superparamagnetic nanoparticles[J]. Nanoscale,2019,11(45): 21834-21846.

[2] Wahajuddin, ARORA S. Superparamagnetic iron oxide nanoparticles: magnetic nanoplatforms as drug carriers[J]. International Journal of Nanomedicine,2012,7: 3445-3471.

[3] EDWARDS B F,RIFFE D M,JI J Y,et al. Interactions between uniformly magnetized spheres[J]. American Journal of Physics,2017,85(2):130-134.

[4] CARREY J,MEHDAOUI B,RESPAUD M. Simple models for dynamic hysteresis loop calculations of magnetic single-domain nanoparticles: application to magnetic hyperthermia optimization[J]. Journal of Applied Physics, 2011, 109 (8): 83921-83921-17.

[5] IVANOV A O,KUZNETSOVA O B. Magnetic properties of dense ferrofluids:an influence of interparticle correlations[J]. Physical Review E,Statistical,Nonlinear,and Soft Matter Physics,2001,64(4 Pt 1):041405.

[6] IVANOV A O, ZVEREV V S, KANTOROVICH S S. Revealing the signature of dipolar interactions in dynamic spectra of polydisperse magnetic nanoparticles[J]. Soft

Matter,2016,12(15):3507-3513.

[7] SINDT J O,CAMP P J,KANTOROVICH S S,et al. Influence of dipolar interactions on the magnetic susceptibility spectra of ferrofluids[J]. Physical Review E,2016, 93(6):063117.

[8] 刘国强.电磁检测式磁声成像[M].北京:科学技术出版社,2016.

[9] 张海澜.理论声学[M].2版.北京:高等教育出版社,2012.

第 5 章　基于弛豫效应的 MACT-MI 正问题研究

5.1　磁性纳米粒子磁化过程研究

磁性纳米粒子的弛豫过程是指处于原始磁化状态的粒子受到外界瞬时扰动即磁场强度发生变化后,经一定时间过渡到新的磁化状态;当磁场恢复或撤去后系统恢复到原始磁化状态所经历的过程[1]。

一般来说,当外加磁场突然改变时,磁性纳米粒子有两种改变方向的方式。一种是粒子本身进行物理旋转,称为布朗旋转;另一种是粒子磁矩在粒子内部旋转,称为 Néel 旋转。在图 5-1 中,将 Néel 旋转和布朗旋转的运动过程进行了简单的比较。

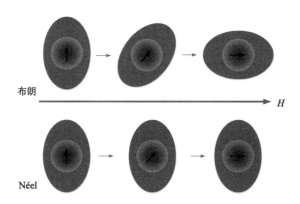

图 5-1　Néel 弛豫与布朗弛豫的比较

在流体介质中,两种弛豫过程同时存在,有效弛豫时间 τ 由布朗弛豫时间 τ_B 和 Néel 弛豫时间 τ_N 共同决定且由二者较小者主导。

$$\tau = \frac{\tau_B \tau_N}{\tau_B + \tau_N} \tag{5-1}$$

布朗弛豫时间

$$\tau_B = \frac{3\eta V}{KT} \tag{5-2}$$

Néel 弛豫时间

$$\tau_N = \tau_0 \exp(KV/k_b T) \tag{5-3}$$

式中,η 为流体介质黏滞系数;T 为温度;K 为各向异性常数;τ_0 通常取 $10^{-9} \sim 10^{-10}$。两种弛豫时刻维持着动态平衡。由公式(5-2)、(5-3)可知,在流体环境中,磁性纳米粒子的弛豫时间不仅与磁性纳米粒子尺寸有关,还取决于环境介质的黏度 η 和温度参数 T。

以磁芯为 Fe_2O_3 的磁性纳米粒子为例,通常其粒径在 40 nm 以下就可以将其视为具备了超顺磁特性,可以忽略弛豫过程。然而在某些特殊情况下,并不能再简单地将粒径作为粒子是否具备超顺磁性顺磁粒子的有效评判标准。弛豫过程是否可以忽略要考虑以下几个因素[2,3]:

① 激励磁场的频率:是否必须考虑到弛豫效应在很大程度上取决于所施加磁场的频率 f。如果磁场的变化足够缓慢,满足 $f < 1/\tau$ 时,磁性纳米粒子磁化强度跟随磁场的变化,弛豫过程可以忽略;如果磁场频率变化过快,则会出现磁滞效应,磁性纳米粒子磁化复杂化。当频率进一步增大时,磁性纳米粒子跟不上磁场变化调整磁矩方向,其磁化强度会急剧下降,此时弛豫时间的长短主导着磁化过程。激励磁场频率越高,弛豫作用对磁性纳米粒子磁化响应的影响越大。

② 温度:当磁性纳米粒子的温度低于居里温度高于转化温度时,磁性纳米粒子便可视作具备了超顺磁性的特质,弛豫过程可以忽略。因此温度也是否可以忽略弛豫作用的重要因素。

③ 粒子直径:磁性纳米粒子的粒径会影响布朗弛豫与 Néel 弛豫的博弈。布朗弛豫和 Néel 弛豫是描述磁性纳米粒子在交变磁场激励下磁响应的主要参数,基于布朗弛豫可以实现对粒径较大磁性纳米粒子的检测和直接成像。对于粒径较小的磁性纳米粒子,Néel 弛豫起主导作用,在交变磁场中不会发生位置运动,只有粒子内部磁矩的变化。因此可利用 Néel 弛豫的产生的非线性磁化响应实现磁性粒子间接成像。

5.1.1 考虑弛豫效应磁性纳米粒子的磁化过程

当考虑弛豫效应时,在交变磁场中磁性纳米粒子的磁化率 χ_{np} 为

$$\chi_{np} = \frac{\chi_0}{1 + i\omega\tau} \tag{5-4}$$

磁性纳米粒子的磁化强度 $\boldsymbol{M}$ 与施加磁场强度 $\boldsymbol{H}$ 的关系为

$$\boldsymbol{M} = (\chi_{np} - \chi_{medium})\boldsymbol{H} = \frac{\chi_0}{1 + i\omega\tau}\boldsymbol{H} \tag{5-5}$$

其中平衡磁化率 $\chi_0 = \mu_0 M_s^2 V/(3k_b T)$,以 Fe_2O_3 为磁核的磁性纳米粒子为例,其饱和磁化强度约为 $M_s = 400$ kA·m^{-1},k_b 为玻尔兹曼常数,ω 为激励电流的角频率。将磁性纳米粒子磁化率 χ_{np} 写成复数形式 $\chi_{np} = \chi' - i\chi''$,实部 χ' 和虚部 χ'' 可分别表示为

$$\chi' = \frac{\chi_0}{1 + (\omega\tau)^2}$$
$$\chi'' = \frac{\omega\tau}{1 + (\omega\tau)^2}\chi_0 \tag{5-6}$$

当磁性纳米粒子的材质确定后,磁性纳米粒子的磁化率一方面与激励频率成反比,若激励频率过快,磁性纳米粒子的磁矩无法跟随磁场变化,磁性纳米粒子磁化也会受到限制;另一方面磁性纳米粒子的磁化率 χ_{np} 也取决于其在流体环境中弛豫时间。

由式(5-2)、(5-3)可知,影响弛豫时间 τ 的因素都会影响磁性纳米粒子的磁化强度,那么在理论上可认为调整磁纳米粒子的弛豫参数及其所处流体环境参数也可以作为一种提

升磁声信号强度的方法。

5.1.2　磁性纳米粒子磁化强度仿真模型的构建和求解

为了深入研究弛豫过程对磁性纳米粒子磁化强度的影响,利用仿真软件搭建磁性纳米粒子集群的二维轴对称仿真模型。将直径为 10 mm 的一个磁性纳米粒子集群放置在磁场强度幅值为 4×10^5 A/m、频率为 1 MHz 的交变磁场中,球形磁性纳米粒子集群内部的粒子个数设置为 1×10^{15},外部的圆柱体为包裹着磁性纳米粒子的均匀生物组织,其底部直径和高均为 50 mm,仿真模型结构如图 5-2 所示。

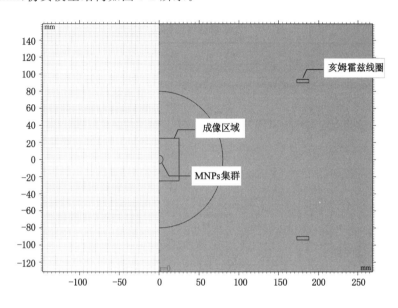

图 5-2　求解磁化强度的二维轴对称仿真模型

在是否考虑弛豫过程两种情况下,对磁性纳米粒子的磁化强度进行求解。对于弛豫效应可忽略的超顺磁性纳米粒子,其磁化过程可直接利用郎之万方程进行求解;对于弛豫过程不可忽略的磁性纳米粒子,其磁化过程利用弛豫时间进行计算。在此过程中除了磁化强度的求解方法不同外,其余仿真参数均完全一致,其参数规格如表 5-1 所示。为了产生磁场强度分布均匀的激励场,激发磁性纳米粒子磁化的交变磁场由亥姆霍兹线圈提供。

表 5-1　仿真参数设定

名　称	表达式	值
粒径	D	15 nm
体积	V	
温度	T	310 K
玻尔兹曼常数	k_b	$1.380\,6 \times 10^{-23}$ J/K
各向异性常数	K	1.6×10^4
黏度系数(血液)	η	3.65×10^{-3} Pa·S

亥姆霍兹线圈的材料为金属铜，电导率设为 6×10^7 S/m；线圈外围的空气域设为无限元域，电导率为 1×10^{-14} S/m。为了降低通入交变电流后激励线圈的集肤效应，可将导线的厚度减小，宽度增加，使其变成带状扁铜线；此外还可利用多匝线圈并联代替单匝线圈来降低集肤效应的影响，激励线圈结构参数如表 5-2 所示。亥姆霍兹线圈的上下两个线圈中通以大小相等方向相同的窄脉冲电流激励，以满足在电流波形下降到零时刻无反极性震荡，故设定激励电流为正弦衰减截断波信号 $I_s(t)=395\,000\,\mathrm{e}^{-5\times10^6 t}\sin(10^5\pi t)$，电流在 $0.1\,\mu s$ 附近达到峰值，且持续时间为 $1\,\mu s$，成像中心处的磁场强度随时间变化趋势如图 5-3 所示；在 $t=0.1\,\mu s$ 时，yoz 截面上的磁场强度分布如图 5-4 所示。

表 5-2 亥姆霍兹线圈的结构参数

外径/mm	内径/mm	宽度/mm	高度/mm	匝数/mm	厚度/mm
185	175	15	3	10	1.5

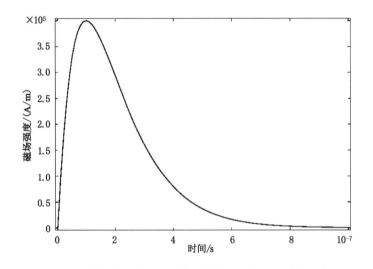

图 5-3 亥姆霍兹线圈在成像区域中心处产生的磁场强度

由图 5-4 中的磁场强度分布可知，磁性纳米粒子集群所在位置处的磁场强度接近相同均一，那么磁化强度 M 的分布就可以直接体现出磁化率 χ 的分布，进而体现目标组织和非目标组织的磁导率 μ 差异。分别利用郎之万函数和弛豫时间在是否考虑弛豫时间两种情况下对目标组织的磁化强度进行求解计算，在磁场强度峰值 $t=0.1\,\mu s$ 时的磁化强度的仿真结果如图 5-5、图 5-6 所示。

由图 5-5(a)和图 5-6(a)可知，内部在两种情况下，无论是直接利用郎之万方程还是利用弛豫时间，均可以将磁性纳米粒子集群的磁化强度进行良好的呈现，且磁场强度以磁性纳米粒子集群边界为界限，内外差异显著。为了更好地比较是否考虑弛豫过程两种情况下的磁化强度数值上的差异，对轴线上的磁化强度分布曲线进行比较。由图 5-5 可知，是否考虑弛豫过程的磁化强度曲线的形状并不存在明显区别，即两图的曲线形状基本一致。但考虑弛豫过程的磁性纳米粒子的磁化强度在数值上更高，由此证明了利用磁性纳米粒子弛豫过程求解的磁化程度更理想。

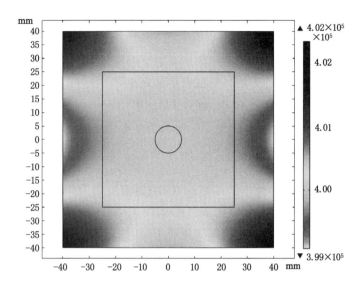

图 5-4　亥姆霍兹线圈在 yoz 面上产生的磁场强度分布

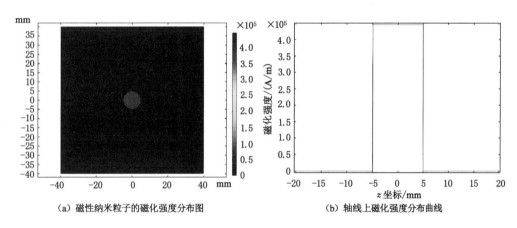

（a）磁性纳米粒子的磁化强度分布图　　　　（b）轴线上磁化强度分布曲线

图 5-5　忽略弛豫过程

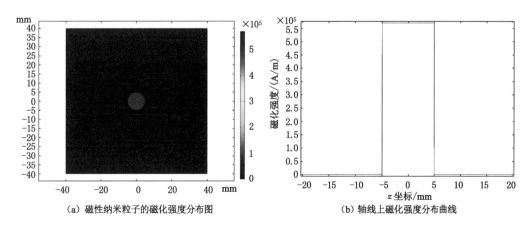

（a）磁性纳米粒子的磁化强度分布图　　　　（b）轴线上磁化强度分布曲线

图 5-6　考虑弛豫过程

5.1.3 温度对磁性纳米粒子磁化强度影响的仿真研究

根据郎之万方程可知,磁性纳米粒子的饱和磁化强度不仅与磁性纳米粒子内部的磁性材料和体积有关,还受到温度的影响。根据布洛赫定律[2]

$$M_s = M_{s0}(1 - \alpha_m T^{\frac{3}{2}}) \tag{5-7}$$

式中,α_m 为现象学参数;$M_{s0} = \rho_m \cdot \sigma_m$ 为 0 K 时的饱和磁化强度,由比饱和磁化强度 σ_m 与材料密度 ρ_m 共同决定。

一般来说,人体的正常体温在 36～37.7 ℃ 的范围内波动,且会随着身体部位的不同而存在差异。如成人口腔温度约为 36.3～37.2 ℃,直肠温度约为 36.5～37.7 ℃,腋窝的温度约为 36～37 ℃。理论上来说,温度变化不会超过 10 ℃,温度这一因素看似可以忽略。然而随着生物医学技术的发展,多种医学手段应运而生:如肿瘤热疗,通过磁性纳米粒子的磁热效应加热人体全身或局部组织,使肿瘤组织温度上升到有效治疗温度并持续一定时间达到肿瘤细胞凋亡的目的;此外还有通过降温冷却,降低某些生物酶活性的特定医学手段。由此可知,在特定情况下维持短时间的高温或低温且不损伤人体正常组织是可以实现的,结合人体可承受的安全温度范围为 27～47 ℃(换算为开氏温度约 300～320 K),可考虑增加辅助调温设备如辅助加热、辅助降温,有针对性地调节临床应用的局部组织温度,优化成像效果或治疗效果。

因此本节对不同温度下的磁性纳米粒子磁化强度进行了对比,分别对 300 K、310 K、320 K 三种温度下的磁性纳米粒子磁化强度进行求解。

由图 5-7(a)可知,若忽略弛豫过程,温度升高对磁性纳米粒子磁化的提升有一定程度的促进作用但效果并不明显。在 20 K 的温差范围内,磁化强度的变化范围未超过 0.5×10^5 A/m;反观考虑弛豫过程的图 5-7(b),同样温度升高也可增强磁性纳米粒子磁化强度,且相较于前者,仅 10 K 的温差,磁化强度的数值差就已超过 0.5×10^5 A/m,磁化强度的提升效果更加显著。

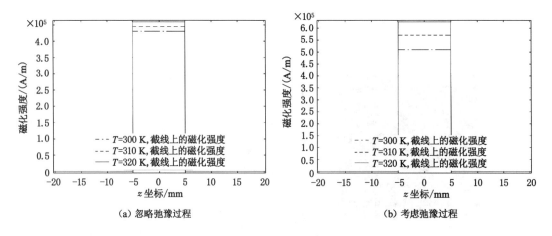

图 5-7 磁纳米颗粒温度对磁化强度的影响

综上所述磁性纳米粒子所处的流体环境温度会对磁化强度造成影响,且考虑弛豫过程磁性纳米粒子磁化率更大、温度灵敏度更高,更显著的磁化差异使测量结果更加精确。由此可以从针对不同的组织辅以不同的调温手段这一思路出发,改善流体环境温度,来提升或优化成像效果。

5.1.4　粒径对磁性纳米粒子磁化强度影响的仿真研究

磁性纳米粒子的粒径除了会影响生物相容性及克服生物障碍的方法外,对于生物医学成像来说,最主要关注的就是磁性纳米粒子粒径是否会对磁声信号强度造成影响。磁性纳米粒子粒径对磁化强度的影响一方面体现在磁性纳米粒子内部有效磁性材料体积的大小,一方面体现在大小不同的磁性纳米粒子在流体环境中的运动速度差异[4,5]。

假设磁性纳米粒子磁核为氧化铁 Fe_2O_3,流体组织液为正常人体血液,温度为 $T=310$ K,黏度系数为 3.65×10^{-3} Pa·s,τ_0 取 10^{-9},将交变磁场的频率设置为 1 MHz。在其余参数均相同的条件下,不同粒径下的弛豫时间如图 5-8 所示。可以看出当粒径较小时,Néel 弛豫主导,随着粒径逐渐增大后,布朗弛豫开始逐渐占据主导地位。

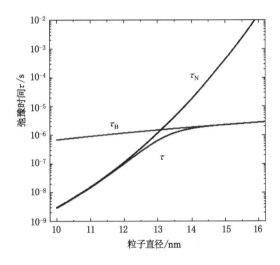

图 5-8　磁性纳米粒子的弛豫时间变化

在计算弛豫时间的过程中需要注意的是,假设使用的是形状均匀的球形磁性纳米粒子,为了增强生物相容性,表面通常会包覆一定厚度 Δd 的亲水性聚合物作为特异性修饰层。在求取磁粒子体积时 Néel 弛豫中有效粒径仅指的是内部磁性材料的直径 d;而在布朗弛豫中的有效粒径指的是磁纳米粒子整体直径 D,包括内部磁性材料的直径 d 和无磁性的表面修饰包覆层的厚度 Δd,如图 5-9 所示。本书为了研究方便,假定磁纳米粒子是个磁性材料与特异性修饰物杂糅的球体,将磁粒子的粒径统一设置成 D。而在求取磁性纳米粒子磁矩时内部磁性材料的体积是用粒子总体积乘以体积百分数 f_m 来表示的。

为了研究磁性纳米粒子粒径对磁化强度的影响,本节在上一小节的仿真结果的基础上,对磁性纳米粒子粒径与磁化强度的关系进行了参数化扫描。设定磁性纳米粒子粒径的区间范围为(5 nm,20 nm),步长为 5 nm。是否考虑弛豫过程两种情况下模型轴线上的磁化强度的分布如图 5-10 所示。

由图 5-10(a)可知,当粒径 $d=5$ nm 时,磁性纳米粒子的磁化强度远远高于其他粒径下的磁化强度。将图下方的重叠不清的部分进行局部放大如图 5-10(b)所示,发现同等条件

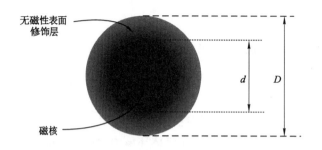

图 5-9　球形磁纳米粒子示意图

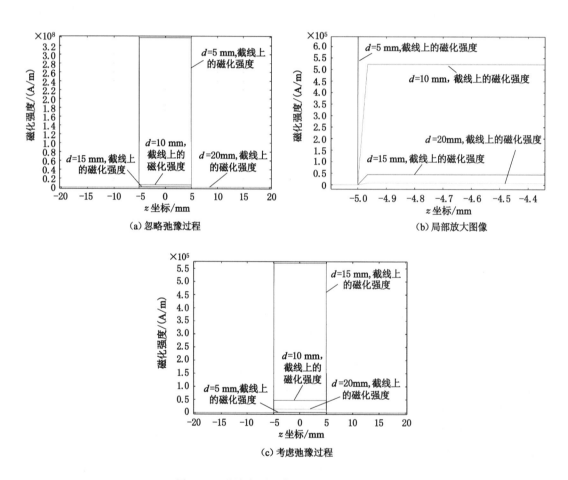

图 5-10　磁纳米颗粒直径对磁化强度的影响

$d=20$ nm 时磁化强度最微弱,甚至比 $d=5$ nm 时的磁化强度远超两个数量级。出现这种情况的原因是,在该磁场分布下,直径大的磁性纳米粒子较直径小的磁性纳米粒子率先达到磁化饱和,当磁场强度进一步上升,饱和的磁性纳米粒子的磁化程度也不会加强,而对于直径较小的粒子来说,磁化不容易达到饱和,磁场强度上升磁化可继续发生,因此磁化强度数值更加显著[6]。

由图 5-10(c)弛豫效应下的磁化强度与磁性纳米粒子粒径的关系可知,$d=15$ nm 时的磁化强度最强,$D=10$ nm 次之,$D=5$ nm 最小,这与忽略弛豫过程的磁化结果差异巨大。另外考虑磁性纳米粒子弛豫过程,磁化强度与磁性纳米粒子直径也并非简单地呈正相关或负相关,而似乎存在某一粒子直径使磁化强度达到最高。若能计算出并将磁性纳米粒子控制在这一粒径下,可能显著提升 MACT-MI 的磁声信号强度。

此外由公式(5-2)可知,流体介质的黏度主要影响的是磁性纳米粒子的布朗弛豫时间,对 Néel 弛豫几乎无影响。在其他环境条件均相同的情况下,组织液黏滞系数越高黏性越大,磁性纳米粒子的运动所受阻碍越大,空间旋转速度放缓,弛豫时间延长,磁化强度必然会在一定程度上有所降低。

5.2　磁性纳米粒子的磁力分析

MACT-MI 的电磁学基础理论是基于磁场能量的概念磁势能量可用于将物体的磁能与其位置、取向和材料性质联系起来,然后利用标准的物理技术(虚功原理)来生成必要的力和力矩的表达式[7]。

在交变磁场的激励下,电磁力引发磁性纳米粒子在流体介质中的位移和小幅度振动,产生的超声信号向外传播,除此之外磁性纳米粒子的运动程度还因周围流体环境黏滞特性的不同而存在差异。在图 5-11 中对磁性纳米粒子的受力进行简单的分析。磁性纳米粒子的运动情况由磁场作用下的磁力 $\boldsymbol{F}_m$ 和流体环境的黏滞特性的拖拽力 $\boldsymbol{F}_s$ 共同决定。

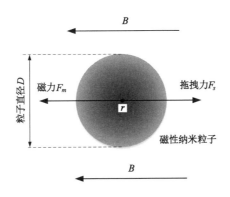

图 5-11　磁性纳米粒子受力分析

由斯托克斯黏滞力公式,黏滞特性产生的拖拽力 $\boldsymbol{F}_s=3\pi D\eta v$,其中 η 为流体环境黏滞系数;v 为磁性纳米粒子的振动速度;D 为粒子的直径。除此之外磁性纳米粒子的运动还存在一定的惯性。在变化的磁场的激励下,z 方向上的一维运动微分方程为

$$m_{np}\frac{\mathrm{d}\boldsymbol{v}}{\mathrm{d}t}+\boldsymbol{F}_s=\boldsymbol{F}_m$$

其中 m_{np} 为磁性纳米粒子的质量。当交变磁场的角频率 $\omega\leqslant 10^8$,惯性力可忽略。实际应用中的激励频率一般在 MHz 及以下,由此磁性纳米粒子在交变磁场中的运动速度可简化为

$$v=\frac{\boldsymbol{F}_m}{3\pi D\eta}$$

由此可见磁性纳米粒子的运动速度与磁性纳米粒子所受磁力密切相关,粒子运动速度越快,跟随磁场强度变化的响应响应越及时,也就会产生更大的磁力。

根据热力学第一定律,在密度恒定的系统中单位体积的内能 $dU = \delta Q + \delta W$,其中 Q 为吸收的热量,W 为系统所做的功。对于绝热系统 $\delta Q = 0$,因此能量完全取决于磁力做功即 $dU = \delta W$。磁势能量可基于虚功原理进行计算进而获取磁性纳米粒子磁力的表达式[8]。

当磁性纳米粒子暴露于恒定磁场 $\boldsymbol{B}_0$ 中,单个粒子的磁场能 U 为

$$U = \boldsymbol{m} \cdot \boldsymbol{B}_0 \tag{5-8}$$

当磁性纳米粒子暴露于交变磁场 $\widetilde{\boldsymbol{B}}$ 中,单个粒子的磁场能 U 为

$$U = \frac{1}{2} \boldsymbol{m} \cdot \widetilde{\boldsymbol{B}} \tag{5-9}$$

其中 $\widetilde{\boldsymbol{B}} = \boldsymbol{B}s(t)$ 为时变矢量,可写作空间矢量 $\boldsymbol{B}$ 与时间项 $s(t)$ 的乘积。在公式(5-9)中引入 1/2 是因为交变磁场的磁通密度会发生周期性变化,在零值与峰值间往复波动,而非保持恒定不变。因此磁性纳米粒子的磁场能量也因偶极矩强度和磁场强度及二者的矢量夹角时刻发生着变化。代入磁矩 $\boldsymbol{m}$ 的求解公式中,磁场能量可进一步协作

$$U = \frac{1}{2} \boldsymbol{m} \cdot \widetilde{\boldsymbol{B}} = -\frac{\chi_{np} V f_m}{2\mu_0} \widetilde{\boldsymbol{B}}^2 \tag{5-10}$$

当仅考虑 z 方向磁场时,利用虚功原理计算单个磁性纳米粒子的磁力为

$$\boldsymbol{F}_m = -\frac{\chi_{np} V f_m}{\mu_0} \nabla |\widetilde{\boldsymbol{B}}|^2 = -\frac{\chi_{np} V f_m}{\mu_0} \boldsymbol{B}_z \frac{\partial \boldsymbol{B}_z}{\partial z} s^2(t) \tag{5-11}$$

假设单位体积的生物组织内嵌入 N 个磁性纳米粒子,即磁性纳米粒子浓度为 N。则磁力密度可表示为

$$\boldsymbol{F} = \int_0^N \boldsymbol{F}_m dN = \int_0^N -\frac{\chi_{np} V f_m}{\mu_0} \boldsymbol{B}_z \frac{\partial \boldsymbol{B}_z}{\partial z} s^2(t) dN \tag{5-12}$$

代入磁性纳米粒子磁化率的求解,则考虑磁性纳米粒子弛豫效应的磁力密度可进一步写作

$$\boldsymbol{F} = -N \frac{\chi_0 V f_m}{\mu_0 (1 + i\omega\tau)} \boldsymbol{B}_z \frac{\partial \boldsymbol{B}_z}{\partial z} s^2(t) \tag{5-13}$$

需要说明的是,由于在磁场能量的计算中磁化率实部产生的能量在一个完整周期为 0,仅有磁化率虚部产生的能量被保留下来,因此在实际磁力声源的计算求解中,仅考虑磁化率的虚部即可[9]。

由公式(5-13)可知,磁力密度与磁性纳米粒子浓度成正比,理论来说,磁性纳米粒子浓度越高,产生的磁力越强,这也是 MACT-MI 的核心思想。但是考虑到生物安全性,磁性纳米粒子浓度会受到限制,也可通过缩短磁性纳米粒子的弛豫时间,提升磁力声源强度。另一方面缩短弛豫时间也是在一定程度上将磁性纳米粒子向超顺磁纳米粒子靠拢,即调整磁性纳米粒子的弛豫参数可以使 MACT-MI 中应用超顺磁纳米粒子的假设更加合理。因此可从这一角度出发,研究改善成像环境的弛豫条件,结合多种有利参数使 MACT-MI 获取最优良的成像效果。

5.3　基于弛豫效应的 MACT-MI 仿真研究

本章主要基于磁性纳米粒子弛豫效应的电磁-声压耦合模型,对 MACT-MI 系统正问题仿真模型进行搭建,并深入研究弛豫效应对 MACT-MI 磁声信号强度的影响。首先利用多物理场耦合软件 Comsol Multiphysics 构建嵌入磁性纳米粒子的三维生物组织模型,并进行电磁-声压场耦合场分析。在相同目标组织模型及粒子集群的参数下对是否考虑弛豫过程两种情况下的磁力分布及进行对比。随后对不同流体环境、不同粒径及不同温度下的磁力和声压进行了求解和比较,基于弛豫效应探索提升磁性纳米粒子磁声信号强度的方法和手段,进一步提升重建图像的成像质量。最后考虑到磁性纳米粒子系统中不可避免地存在粒径分布不均的问题,本节还研究了粒径均匀度对磁声信号的影响。本节研究内容如图 5-12 所示。

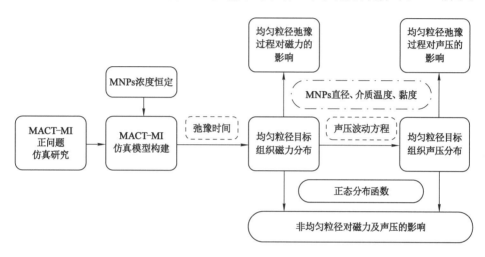

图 5-12　基于弛豫效应的 MACT-MI 仿真研究内容

5.3.1　仿真模型的构建

磁性纳米粒子在生物组织中的受力本质上属于流体动力学,不仅包括电磁场还包含流体场,为了将电磁场和流体场进行耦合求解,在电磁场模块中加入"洛伦兹力项",并在流体场中将磁性纳米粒子集群所处的位置设置为"体积力"接口,将体积力的数值设定为电磁场正问题分析中的磁力密度即式(5-13),方向为 z 轴正方向。其中磁力密度的大小与成像区域的磁场有关,成像区域的磁场由激励线圈提供。

磁性纳米粒子集群模型如图 5-13 所示,以采用 EMG 308 的水溶液为例,磁性纳米粒子磁核为 Fe_2O_3,铁元素的浓度约为 $C=4$ mg Fe/ml,换算成磁性纳米粒子的浓度为 $N=0.5N_A C/M_{Fe}=2.15×10^{19}$ /mL,粒径范围在 5～20 nm,平均粒径为 15 nm。通常水溶液是通过静脉注射进入人体,磁性纳米粒子在血管系统中停留一段时间后就会经血液中进入目标生物组织液。初步设定磁性纳米粒子为粒径均一的单畴粒子,所处的流体环境为人体血液,在此过程中保持浓度始终不变。磁性纳米粒子及流体环境各项参数见表 5-3,在该模型及参数下对 MACT-MI 的磁力与声压进行仿真研究。

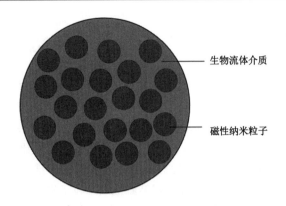

图 5-13　磁性纳米粒子集群模型

表 5-3　人体不同组织液的黏度系数

生物组织液	黏度系数
水	6.40×10^{-4} Pa.s
脑脊髓液	7.84×10^{-4} Pa.s
血浆	1.80×10^{-3} Pa.s
血液	3.65×10^{-3} Pa.s

数据来源：http：//itis.swiss/virtual-population/tissue-properties/。

　　利用多物理场耦合仿真软件 Comsol Multi-physics 建立嵌入磁性纳米粒子的三维生物组织模型。用直径为 10 mm 的球体模拟磁性纳米粒子集群模型，用直径为 60 mm 的球体模拟正常生物组织，将两者置于经优化后的圆球形多线圈组产生的磁场中，模型如图 5-14 所示。由于多线圈在其中心区域存在零磁场点，因此要将磁性纳米粒子集群进行偏移，将球形磁性纳米粒子集群的球心置于 $(0,5,20)$ 处。

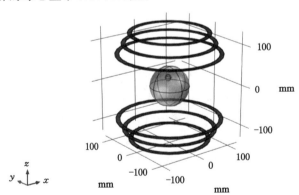

图 5-14　生物组织和磁性纳米粒子集群模型的构建示意图

　　为了保证良好的成像效果，在对电磁场进行瞬时分析求解时，采用经改进鲸鱼优化算法优化后的椭球形多线圈组作为激励装置，多线圈组中通入的电流 $I(t) = I_{i\max} \mathrm{e}^{-5 \times 10^6 t} \times \sin(2\pi \times 10^6 t)$，三组线圈电流峰值分别为 $I_{1\max} = 155$ A，$I_{2\max} = 169$ A，$I_{3\max} = 177$ A，激励电流波形如图 5-15 所示。

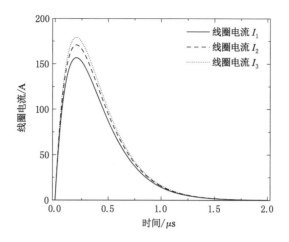

图 5-15　激励电流波形

5.3.2　均匀粒径下弛豫效应对磁力的影响

在仿真模型和初始参数下,对暴露在激励线圈下的目标组织模型进行磁力计算。当弛豫过程不可忽略时,利用式(5-13)求解磁性纳米粒子的磁力。当忽略弛豫过程时,磁性纳米粒子的磁力通过公式(5-14)计算求解[10]

$$\boldsymbol{F} = - NmL(\xi)\boldsymbol{B}_Z \frac{\partial \boldsymbol{B}_Z}{\partial z} s^2(t) \tag{5-14}$$

在电流峰值 $t=0.2~\mu s$ 时目标组织的磁力分布如图 5-16 所示,相较于直接利用郎之万方程求解磁力,利用磁性纳米粒子弛豫效应也可将目标组织的磁力分布良好地进行呈现,且数值更高。图 5-16 中内部深色区域为磁性纳米粒子集群,外部浅色区域为生物组织。磁性纳米粒子集群内外磁力差异明显,这是因为磁性纳米粒子相较于生物流体介质的磁化率更大,磁力几乎仅由磁性纳米粒子产生。另外越靠近激励线圈组,磁场强度越强,产生磁力也更显著。为了观察磁性纳米粒子磁力的变化规律,均选取磁性纳米粒子集群模型中心(0,5,20)作为观察点,是否考虑弛豫过程两种情况下在该点的磁力随时间变化的波形如图 5-17 所示。

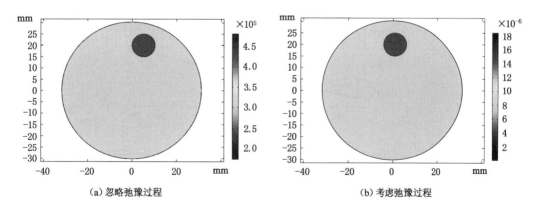

（a）忽略弛豫过程　　　　　　　　　　　（b）考虑弛豫过程

图 5-16　目标组织磁力分布

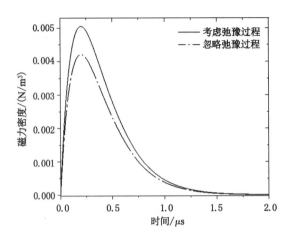

图 5-17　磁力波形曲线的比较

1. 流体介质对磁力的影响

根据上文的分析可知,磁性纳米粒子所处流体环境的温度和黏度会影响其弛豫过程,进而影响其磁化率,因此不同流体介质下的磁力强弱也会存在差异,表 5-3 列出了部分人体组织液的黏度系数。基于此本书在保证人体安全的且可承受的温度范围内对处于不同组织液中的粒子磁力密度进行比较,在此过程中仍然选取粒子集群中心(0,5,20)处为观测点。

由图 5-18 可知,均匀磁性纳米粒子的直径 $D=15$ nm 时,在四种生物组织液中,磁力均会随着温度的升高逐渐增强。当温度保持不变时,生物组织液的黏滞程度越高产生的磁力就更微弱,即磁力会随着流体介质黏度的升高而降低。因此在该粒径下,合理提升温度、降低流体介质黏度可获得更显著磁声信号。

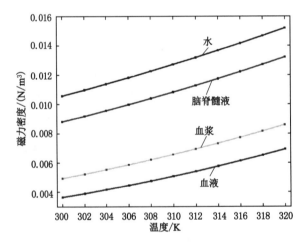

图 5-18　$D=15$ nm 磁力随温度和黏度的变化

由图 5-19 可知,粒径 $D=10$ nm 时不同黏滞系数的组织液之间的磁力差异十分微弱。且磁力密度与温度成反比关系。这是因为粒径较小时,磁化率的大小主要取决于平衡磁化率 $\chi_0=\mu_0 M_s^2 V/(3k_b T)$,而平衡磁化率与温度成反比,因此温度升高,磁力稍有下降。但需要注意的是,在相同的温度步长内,同一组织液下粒径 $D=10$ nm 的磁力差值仅为粒径 $D=$ 15 nm 磁力差值的十分之一。由此可以认为当粒径较小时,温度和流体介质黏度对磁力的影响微乎其微。

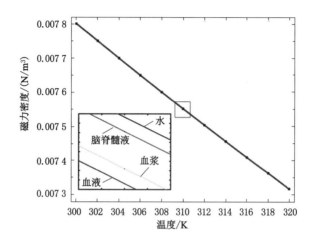

图 5-19　D=10 nm 磁力随温度和黏度的变化

在探索流体介质黏度和温度对磁力影响的研究中发现,当粒径较大时,升温和降低流体介质黏性均有利于提升磁力;而当粒径较小时流体介质黏度对磁力影响微弱,升温也并非提升磁力的有效手段。因此若要通过调整温度或稀释流体黏度实现磁性纳米粒子磁力的增强,要将粒径范围作为首要前提进行考虑。

2. 磁性纳米粒子粒径对磁力的影响

由上述研究可知,在不同的粒径下,流体介质的温度和黏度影响磁力的趋势和程度存在有很大差异。因此在严格控制变量的条件下继续对粒径与磁力的关系进行探索。

图 5-20 为磁性纳米粒子的磁力-直径-温度变化特性,将流体介质统一设置为血液 $\eta=$ 3.65×10^{-3}。随着粒径增长,磁力呈现先上升后下降的变化趋势。由磁力-温度曲线可知:在同一温度下粒径约为 $D=13.5$ nm 时的磁力密度达到峰值,这说明 MACT-MI 存在着最佳粒径现象。此外,在粒径小于 13.5 nm 的范围内,不同温度之间的磁力差距微小;当粒径大于 13.5 nm 时,温度升高可在一定程度上对磁力提升产生积极的影响,但与调整粒径相比,改善磁声信号效果要逊色得多。

图 5-21 为磁性纳米粒子磁力-直径-黏度变化规律,将温度设置为人体正常体温 $T=$ 310 K。与上一研究类似,在 $D=13.5$ nm 附近,磁力再次出现了极值。这再次印证了 $D=$ 13.5 nm 为该 MACT-MI 系统激发最强磁力的最佳粒径的判断。当 $D<13.5$ nm 时,不同介质黏度下产生的磁力变化无明显差异;当 $D>13.5$ nm 时,黏滞力对磁力的负面影响逐渐显露,这与之前所述的 $D=10$ nm 及 $D=15$ nm 时黏度对磁力影响效果不同的现象相吻合。

由以上研究可知,若考虑磁性纳米粒子的弛豫过程,则 MACT-MI 存在着成像的最佳粒径,在该粒径下,可激发出最强的磁力,最有利于 MACT-MI 磁声信号的获取。此外磁性纳米粒子磁力对粒径十分敏感,几纳米微弱之差就可造成数倍的磁力差距,这是流体介质的温度及黏度远不能及的。

综上所述,MACT-MI 存在着激发最强磁力的最佳粒径。由公式(5-13)可知,磁力与粒

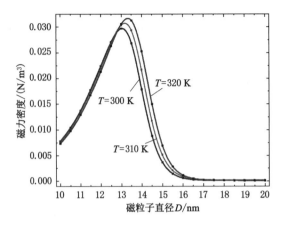

图 5-20　$\eta=3.65\times10^{-3}$ 磁力随直径和温度的变化

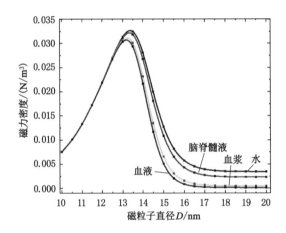

图 5-21　$T=310$ K 磁力随直径和黏度的变化

子体积和磁化率均成正比关系,但二者与粒径的关系却相悖,通过增大粒径可以增大磁性纳米粒子体积;但减小磁性纳米粒子粒径可以缩短有效弛豫时间,也可在一定程度上提升磁化率。因此激发最强磁力的最佳粒径是磁性纳米粒子体积和有效弛豫时间共同作用的结果。此外在粒径较小范围内有效弛豫时间由 Néel 弛豫主导,而布朗弛豫则相反,如图 5-8。Néel弛豫不受流体介质黏度影响,而布朗弛豫与黏度系数成正比,因此在粒径较大时降低流体介质黏度可以缩短布朗弛豫时间,但粒径较小时该方法效果微弱。另外 Néel 弛豫与温度呈负指数关系,而布朗弛豫时间与温度成反比对温度更敏感,因此在布朗弛豫主导的粒径范围内,温度对磁力的影响更显著。总的来说,流体介质温度和黏度对弛豫效应及磁力的影响是复杂的,但是相较于磁性纳米粒子粒径对磁力的影响效果来说是微不足道的。

5.3.3　均匀粒径下弛豫效应对声压的影响

在电磁场仿真的基础上,加入声学模块,对电磁场和声场进行耦合求解。磁性纳米粒子在分析时可以视为声偶极子,故将成像区域的磁性纳米粒子集群设置为"偶极域源",在声学瞬态模块中引入声压波动方程,并在偶极源中写入式中的磁力声源表达式;同时设置初始条件,即声场的边界条件为自由边界条件,在无限远的空间位置处声压衰减为零,并将空气的密度和声速代入空气域的阻抗边界即可计算声阻抗。

根据磁力仿真结果,利用声压波动方程结合格林函数求解该模型的声压分布,$t=0.9\ \mu s$ 时 z 方向上的声压二维分布如图 5-22 所示。可以看出在是否考虑磁性纳米粒子的弛豫过程两种情况下,磁性纳米粒子的声压分布趋势近似一致,均在 z 方向的上下边界处的声压最显著,这是因为边界内外粒子浓度存在巨大差异;此外靠近激励线圈的上边界因磁力密度更强获取的声压也要高于下边界,且二者方向相反。但在声压分布的数值上考虑弛豫效应的磁性纳米粒子比忽略弛豫效应的磁性纳米粒子所产生的声压更强,进一步证明了磁性纳米粒子弛豫效应在 MACT-MI 研究中的重要性。为了更好地呈现磁性纳米粒子集群模型的声压分布,提取考虑弛豫效应的磁性纳米粒子集群声压分布的一维曲线,在声源为 z 方向的模型中取截线 L_{AB},起始点 A 和终止点 B 分别为 $(0,5,10)$ 和 $(0,5,28)$。结果显示声压极值出现的位置是磁性纳米粒子集群的边界处,峰值间距恰好近似为圆柱集群模型边界相距的距离,如图 5-23 所示。

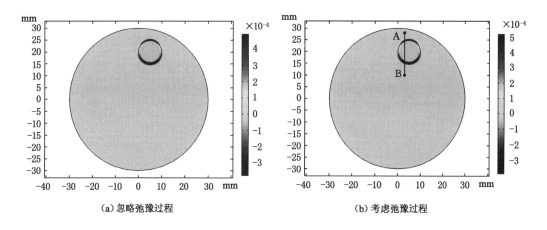

(a) 忽略弛豫过程　　　　　　　　　　(b) 考虑弛豫过程

图 5-22　yoz 平面上的声压分布

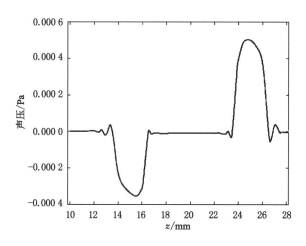

图 5-23　声压分布一维曲线

1. 流体介质对声压的影响

在严格控制变量条件下分别对不同温度、不同黏度流体介质下的声压进行比较。由于粒子直径 $D < 13.5$ nm 时,流体介质不同温度和黏度下的磁力强弱差距微弱,因此图 5-24、图 5-25 的数据获取是在设定粒径 $D = 15$ nm 的基础上完成的。由图 5-24 可知,随着温度升高,磁性纳米粒子热运动加快,声压信号幅值呈现出增强的趋势。在图 5-25 中,$D = 15$ nm 时流体介质的黏滞系数越小,采集的声压更强,更利于声信号的获取。

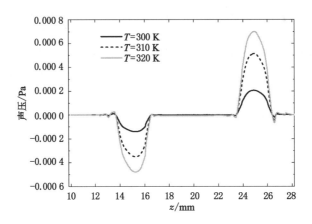

图 5-24 $\eta = 3.65 \times 10^{-3}$,不同温度下的声压曲线

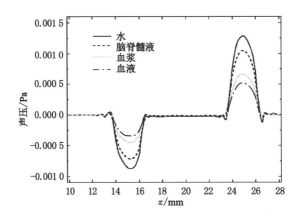

图 5-25 $T = 310$ K,不同黏度下的声压曲线

2. 磁性纳米粒子粒径对声压的影响

在对磁力研究中,预测最佳粒径约为 13.5 nm,由此在探寻粒径对声压分布的影响时,将均匀磁性纳米粒子的粒径分别设置为 10 nm、12 nm、13.5 nm、15 nm,设定流体介质为人体血液,温度和黏滞系数分别为 $T = 310$ K,$\eta = 3.65 \times 10^{-3}$。由图 5-26 可知,$D = 13.5$ nm 时声压幅值最高,12 nm 的声压幅值次之,$D = 15$ nm 时虽然磁性纳米粒子体积最大,但呈现出的声压较其余三种粒径就显得十分微弱。相同条件下,$D = 13.5$ nm 的声压约为 $D = 15$ nm 的 6 倍,约为 $D = 10$ nm 的 4 倍。由此可见磁力与声压均对粒径大小十分敏感,一旦选取成像最佳粒径,磁声信号信噪比增强效果显著。

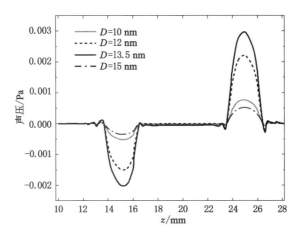

图 5-26　不同 MNP 直径的声压分布曲线

将三种调制方法进行对比,调整磁性纳米粒子的粒径为最佳参数时,声压可达 0.003 Pa 以上,而对流体介质的温度和黏度的调节,声压幅值均未超过 0.001 5 Pa。由此可见优选 MACT-MI 的成像粒径,在提升磁力与声压信号强度,在改善成像效果方面呈现出独特的优势。

5.3.4　不均匀粒径对磁力及声压的影响

在任何粒子群系统中,即便是使用最先进的磁性纳米粒子制备工艺,获得的粒径也不可能是完全均匀无差的。虽然粒径不可能是单一均匀的,但其粒径分布也会遵循一定的规律,图 5-27(a)展示了粒子群中磁性纳米粒子的形态,在形状和大小上均存在差异。图 5-27(b)展示了粒径分布大致近似于正态分布[11]。

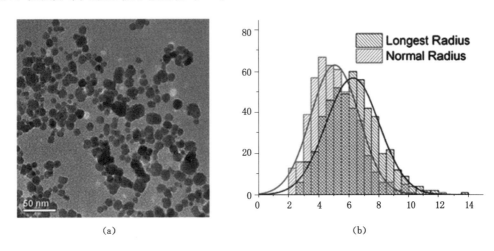

(a) (b)

图 5-27　磁性纳米粒子集群内部的粒径分布

对于粒径分布不均匀磁性纳米粒子来说,其磁力及声压的计算求解是通过对磁性纳米粒子的粒径分布概率的加权和积分实现的。假设粒子群的粒径分布满足正态分布函数[9]

$$g(D) = \frac{1}{\sqrt{2\pi}\,\sigma}\exp\left[\frac{-(lnD/D_0)^2}{2\sigma^2}\right] \tag{5-15}$$

$$\int_0^\infty g(D)\mathrm{d}D = 1 \tag{5-16}$$

式(5-15)中,D_0 为平均粒径,σ 为粒径分布标准差,因此粒径不均匀磁性纳米粒子的磁力密度 $\bar{F}$ 可表示为

$$\bar{F} = -N\int_0^\infty g(D)\,\frac{\chi_0 V f_\mathrm{m}}{\mu_0(1+\mathrm{i}\omega\tau)}B_z\frac{\partial B_z}{\partial z}s^2(t)\mathrm{d}D \tag{5-17}$$

在对粒子粒径分布的研究上,仍选取初始仿真参数和条件,在此基础上假定粒子的平均粒径 $D_0 = 13.5$ nm,分别在 $\sigma = 0.01$、$\sigma = 0.05$、$\sigma = 0.1$、$\sigma = 0.25$ 四种分布下对磁性纳米粒子的磁力和声压进行求解。磁性纳米粒子集群中心$(0,5,20)$处的磁力计算结果如图 5-28 所示,σ 越小,粒径密集分布于中心粒径 $D_0 = 13.5$ nm 附近的粒子越多,合成的磁力也就越强。当 σ 增大,粒径分布向两极扩散,合成的磁力也会有所下降。

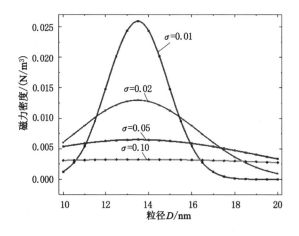

图 5-28 $t = 0.2\ \mu$s,不同粒径分布下的磁力

进一步地,研究声压随磁性纳米粒子粒径分布的变化规律,取截线 $r = 0$ 在 $t = 0.9\ \mu$s 时刻声压曲线,如图 5-29 所示。与磁力结果类似,不均匀磁性纳米粒子合成的声压会随着粒径标准差增大而降低,σ 越大,声压降低得越明显。

在 MACT-MI 中,增加磁性纳米粒子的浓度是增强磁声信号最简单、最方便的方法之一。然而,考虑到它们的临床医疗用途,磁性纳米粒子的浓度存在限制。当粒子浓度的受限,调整磁性纳米粒子参数可以作为一种补偿手段。如图 5-30 所示,在其余参数都相同仅浓度不同的情况下,若要获得相近的磁力幅值粒径,$D = 13.5$ nm 的磁性纳米粒子仅需粒径为 $D = 15$ nm 浓度的六分之一;当粒径分布略有分散时,磁力也会略有下降,但仍可以保持在更理想的范围内。

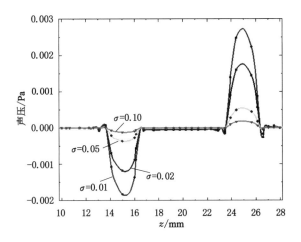

图 5-29　$t=0.9~\mu\mathrm{s}$，不同粒径分布下的声压分布

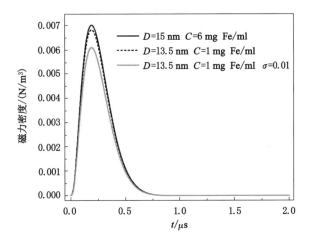

图 5-30　浓度与粒径共同作用下的磁力比较

5.4　本章小结

　　本章对磁声磁粒子浓度成像的基本成像原理进行研究，基于磁性纳米粒子弛豫效应提出了 MACT-MI 电磁-声压耦合模型，推导了磁性纳米粒子弛豫效应下的磁力声源计算公式，进一步完善了含有磁性纳米粒子浓度信息的磁力声源方程。并在声场正问题上利用声压波动方程和格林函数推导了声场内任意观测点处产生的声压表达式。从磁性纳米粒子弛豫效应的角度对 MACT-MI 正问题理论进行了研究，为后续研究工作的开展奠定理论基础。将处于不同流体环境、不同粒径下的粒子磁力和声压进行仿真研究，探讨了磁声信号与磁性纳米粒子粒径与流体介质环境的关系，得出以下结论：

　　（1）对于弛豫过程不可忽略的磁性纳米粒子，可通过弛豫时间与磁力声源的关系将目标组织的磁力和声压分布进行良好呈现。与忽略弛豫过程的磁性纳米粒子基于朗之万理论获取的一维磁力曲线相比,利用磁性纳米粒子弛豫效应求解出的磁力密度幅值更高,更有利于 MACT-MI 磁声信号的获取。

（2）在粒子体积和弛豫时间对磁力的共同作用下,MACT-MI 具有最佳的成像粒径。选择和使用粒径最佳的磁性纳米粒子可以显著提升磁力和声压的幅度,有利于磁声信号的采集。

（3）在较大粒径范围内,流体介质黏度降低和温度升高对磁力和声压均有积极影响。在平均粒径相同的情况下,磁性纳米粒子粒径分布不均匀、标准差过大会削弱磁力和声压幅值。因此,合理选择磁性纳米粒子的粒径,有利于进一步提高磁声信号及图像重建质量。

参考文献

[1] KÖTITZ R,WEITSCHIES W,TRAHMS L,et al. Investigation of Brownian and Néel relaxation in magnetic fluids[J]. Journal of Magnetism and Magnetic Materials,1999,201(1/2/3):102-104.

[2] 皮仕强.磁纳米粒子温度测量和空间分布成像方法研究（博士）[D].武汉:华中科技大学,2018.

[3] 刘洋洋.线型零磁场生物磁性纳米粒子成像方法研究（硕士）[D].沈阳:沈阳工业大学,2020.

[4] AGGARWAL P, HALL JB, MCLELAND CB. Nanoparticle Interaction with Plasma Proteins as It Relates to Biodistribution biocompatibility and therapeutic efficacy[J]. Advanced Technology Program,2009,61(6):428-437.

[5] COJOCARU S,NADDEO A,CITRO R. Modification of the Bloch law in ferromagnetic nanostructures[J]. EPL (Europhysics Letters),2014,106(1):17001.

[6] YOON K Y,MEHRMOHAMMADI M,BORWANKAR A,et al. Synthesis of iron oxide nanoclusters with enhanced magnetization and their applications in pulsed magneto-motive ultrasound imaging[J]. Nano,2015,10(5):1550073.

[7] SCHENCK J F. Safety of strong, static magnetic fields[J]. Journal of Magnetic Resonance Imaging:JMRI,2000,12(1):2-19.

[8] YAN X H,ZHANG Y,LIU G Q. Simulation research on effect of magnetic nanoparticles on physical process of magneto-acoustic tomography with magnetic induction[J]. Chinese Physics B,2018,27(10):104302.

[9] ROSENSWEIG R E. Heating magnetic fluid with alternating magnetic field[J]. Journal of Magnetism and Magnetic Materials,2002,252:370-374.

[10] SHI X Y,LIU G Q,YAN X H,et al. Simulation research on magneto-acoustic concentration tomography of magnetic nanoparticles with magnetic induction[J]. Computers in Biology and Medicine,2020,119:103653.

[11] MARIAPPAN L,SHAO Q,JIANG C L,et al. Magneto acoustic tomography with short pulsed magnetic field for in-vivo imaging of magnetic iron oxide nanoparticles [J]. Nanomedicine:Nanotechnology,Biology,andMedicine,2016,12(3):689-699.

第 6 章　MACT-MI 的永磁体系统研究

　　为了降低激励电流,简化散热条件,在较小的激励电流下产生较大磁力,可以在 MACT-MI 中引入恒定均匀磁场,该磁场要求在成像区域有且只有 z 方向分量且分布均匀。为了产生 MACT-MI 成像所需的磁场,需要设计相应的磁体系统,而磁体系统的组成比较复杂,采用解析解的方法计算磁场分布较为困难,往往需要用到有限元方法来求解。因此,本章主要采用数值仿真的方法对 MACT-MI 的磁体系统开展研究,分析了不同形状、结构和位置的磁体系统对成像区域磁场的影响,最终设计出符合 MACT-MI 成像需求的磁体系统。

6.1　磁体结构

　　永磁体可以在没有任何电磁线圈的情况下产生磁场,钕铁硼(NdFeB)是磁性最强的材料之一,由于其磁性极其优越而被称为“磁王”,其产生的磁场不易改变,在 MACT-MI 中可以用来产生恒定磁场。与电磁线圈相比,以永磁体作为产生静磁场的基本元件,具有两个优点,首先,它可以在没有激励源的作用下产生较强的磁场,其在正常情况下基本没有散热问题。其次,它的功率损耗为零,以电磁线圈作为静磁场的基本元件,其在工作时的功率损耗无法忽略。最后,它不会引入未知干扰量,永磁体产生的磁场不易改变,因此不存在通电时引入未知干扰量的问题。本书采用牌号为 N50 的钕铁硼永磁体作为 MACT-MI 磁体系统的基本元件,同时考虑到永磁体的固定和磁屏蔽问题,采用相对磁导率为 1 左右的无磁不锈钢和金属铝板作为永磁体的夹件,采用相对磁导率为 600 左右的钢板作为磁屏蔽板,其具体结构如图 6-1 所示,磁体系统相关参数如表 6-1 所示[1]。

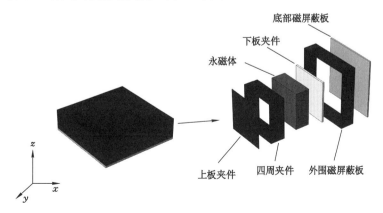

图 6-1　MACT-MI 磁体系统的结构

表 6-1　磁体系统的相关参数

序号	部件名称	材料名称	相对磁导率	电导率/(S/m)
1	上板夹件	无磁不锈钢	1.008	1×10^{6}
2	四周夹件	铝板	1	5×10^{7}
3	永磁体	钕铁硼 N50	1.05	1×10^{-16}
4	下板夹件	无磁不锈钢	1.008	1×10^{6}
5	外围磁屏蔽板	钢板	600	2×10^{7}
6	底部磁屏蔽板	钢板	600	2×10^{7}

　　MACT-MI 所需的磁场由梯度线圈和永磁体共同提供，目前 MACT-MI 的成像区域为底面半径为 25 mm，高为 50 mm 的圆柱体[2]，若要在该区域内产生相对均匀的恒定磁场需要结构、形状和位置合适的永磁体，首先要考虑的便是永磁体的结构问题。本书考虑了两种结构的永磁体组合，一种是单边磁体结构，另一种是双边磁体结构，其结构示意图如图 6-2 所示。

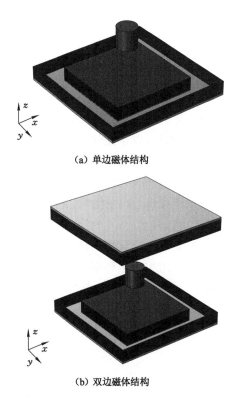

（a）单边磁体结构

（b）双边磁体结构

图 6-2　MACT-MI 磁体系统的结构示意图

6.2　单边磁体研究

　　为了设计出 MACT-MI 所需的恒定均匀磁场，本书首先考虑了单边磁体结构。对于永磁体而言，其形状大致可以分为两类，一种是规则几何形状的永磁体，例如矩形永磁体和圆柱形永磁体;另一种便是不规则几何形状的永磁体,其无论是进行分析计算还是进行磁场设计难度系数比较大。因此,本书采用矩形、圆柱形和圆环型永磁体作为 MACT-MI 磁体系统的主要元件,借助 COMSOL Multiphysics 建立三维磁场模型,分别构建矩形、圆柱形和圆环形单边永磁体,如图 6-3 所示,其中,下方区域的几何模型为 N50 永磁体,上方的圆柱体为成像区域,其底面半径为 25 mm,高为 50 mm,由于生物组织的磁属性基本可以忽略,故设置成像区域的相对磁导率为 1。

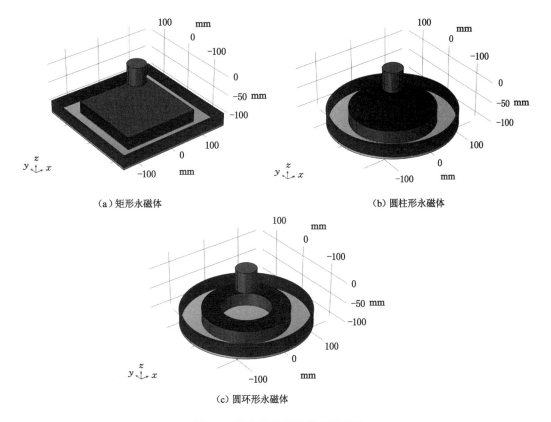

（a）矩形永磁体　　　　　　　　　　　　　　（b）圆柱形永磁体

（c）圆环形永磁体

图 6-3　单边磁体系统模型示意图

在 COMSOL 中将单边磁体系统的中心与 z 轴重叠,矩形、圆柱形和圆环形永磁体参数设置如下:矩形永磁体的长宽均为 200 mm,高度为 30 mm,成像区域下表面与永磁体上表面之间的距离为 50 mm;圆柱形永磁体的底面半径为 100 mm,高度为 30 mm,成像区域下表面与永磁体上表面之间的距离为 50 mm;圆环形永磁体的外圆柱底面半径为 100 mm,内圆柱底面半径为 60 mm,高度为 30 mm,成像区域下表面与永磁体上表面之间的距离为 50 mm。将永磁体的剩磁设为 1.4 T,内禀矫顽力设为 1 353 kA/m,相对磁导率设为 0.9,采用该参数对上述三种磁体模型的磁场进行仿真计算。

为了能够定量地研究成像区域磁感应强度的分布规律,同时考虑到磁体系统和成像区域是对称的,故在 xoz 截面上取四条水平参考线和四条垂直参考线,其中,水平参考线和垂直参考线的长度为 100 mm;水平参考线与 z 轴的交点分别为 0、10、20 和 30,单位为 mm;垂直参考线与 x 轴的交点分别为 0、10、20 和 30,单位为 mm;其示意图如图 6-4 所示。

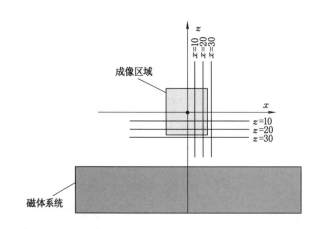

图 6-4　参考线位置示意图

　　矩形永磁体结构垂直参考线上磁感应强度 z 分量 B_z 随空间位置的变化如图 6-5(a)所示，水平参考线上磁感应强度 z 分量 B_z 随空间位置的变化如图 6-5(b)所示；圆柱形永磁体结构垂直参考线上磁感应强度 z 分量 B_z 随空间位置的变化分别如图 6-6(a)所示，水平参考线上磁感应强度 z 分量 B_z 随空间位置的变化如图 6-6(b)所示。

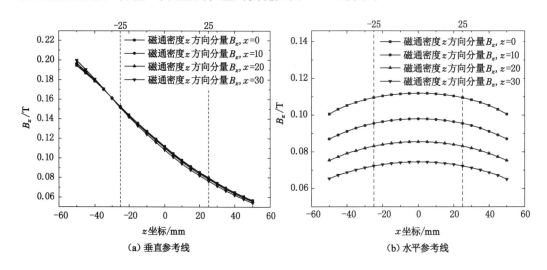

图 6-5　矩形永磁体参考线上梯度磁场与空间位置的关系

　　由图 6-5 和图 6-6 可知，矩形永磁体结构和圆柱形永磁体结构在成像区域产生的磁感应强度 z 分量 B_z 分布趋势大致相同。B_z 在相同垂直参考线上的变化较大，但不同垂直参考线之间的 B_z 变化不大，在成像区域中，矩形永磁体和圆柱形永磁体所取垂直参考线上的 B_z 均在 0.15~0.08 T 范围内变化。水平参考线上的 B_z 在成像区域的分布规律与垂直参考线相反，B_z 在相同水平参考线上的变化不大，但不同水平参考线之间的 B_z 变化较大，矩形永磁体结构和圆柱形永磁体结构在同一水平参考线上产生的 B_z 波动范围仅仅只有 0.01 T，不同水平参考线之间的波动范围为 0.04 T 左右。因此，矩形永磁体结构和圆柱形永磁体在相同条件下，无论是 B_z 的分布趋势还是 B_z 的数值均相差不大，在研究时可以视为一种。

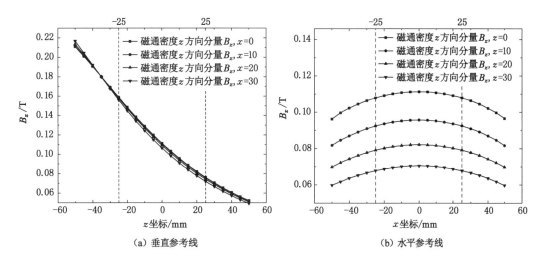

图 6-6　圆柱形永磁体参考线上梯度磁场与空间位置的关系

由图 6-7 可知,圆环形永磁体结构在成像区域产生的 B_z 的分布规律与圆柱形永磁体结构有很大不同,在成像区域中,无论是在水平参考线上还是在垂直参考线上 B_z 的变化都不大。在垂直参考线上,磁感应强度 z 分量 B_z 的变化范围仅在 0.03 T,水平参考线上 B_z 的变化范围更小大约为 0.01 T。因此,在单边磁体结构中,圆环形永磁体结构更适合作为 MACT-MI 的磁体系统。

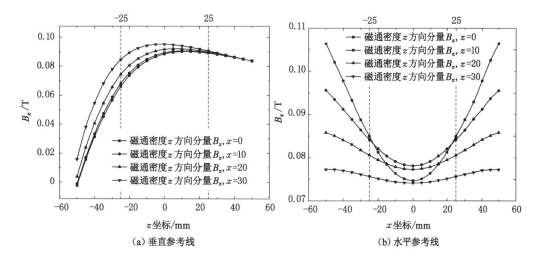

图 6-7　圆环形永磁体参考线上梯度磁场与空间位置的关系

以均匀度 Δ 作为衡量磁感应强度 z 分量均匀性的参量,即

$$\Delta = \max \left| \frac{B_z - B_T}{B_T} \right| \times 100\% \tag{6-1}$$

式中,B_T 为基点处的磁感应强度 z 方向分量;B_z 为成像区域中任意一点的磁感应强度 z 方向分量。在 MACT-MI 中,理论上要求在成像区域中 Δ 不大于 1%,圆环形永磁体在成像区域的 xoz 截面上的 B_z 分布如图 6-8 所示,以成像区域中心点作为基点,该处磁感应强度 z

分量为 0.075 T，xoz 截面上的 B_z 最大值为 0.087 T。因此，在成像区域中，均匀度 Δ 为 16%，即在该距离下不符合 MACT-MI 的要求。

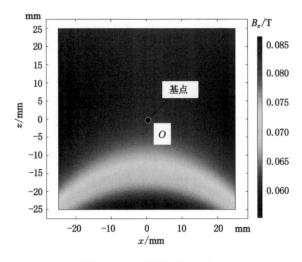

图 6-8 xoz 截面上的 B_z 分布

为了得出单边磁体的最小均匀度，将成像区域的中心点设为可变参数，在距离为 0～80 mm 范围内以步长 5 mm 进行参数化扫描，以磁感应强度的均匀度 Δ 作为衡量磁场均匀性的参量，圆柱形永磁体在 xoz 平面上磁感应强度 z 分量的最大值和基点值如图 6-9(a)所示，磁感应强度 z 分量的均匀度 Δ 如图 6-9(b)所示，圆环形永磁体在 xoz 平面上磁感应强度 z 分量的最大值和基点值如图 6-10(a)所示，磁感应强度 z 分量的均匀度 Δ 如图 6-10(b)所示。由此可得，圆环形永磁体产生的磁场均匀度远低于圆柱形永磁体，在仅使用单边磁体时，成像区域有最小均匀度为 11% 左右，此时，成像区域下表面与永磁体上表面之间的距离为 65 mm，即在单边磁体的作用下，成像区域的均匀度无法达到 MACT-MI 的需求，且在单圆环形永磁体的作用下成像区域的磁感应强度较弱。

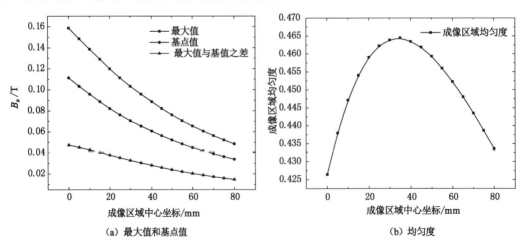

图 6-9 圆柱形永磁体 xoz 截面上的 B_z

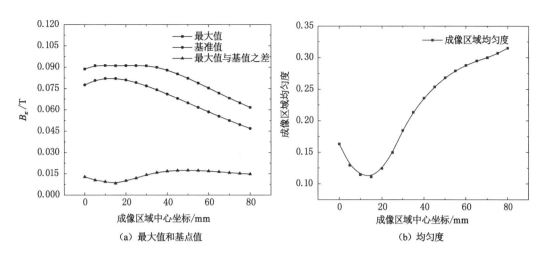

（a）最大值和基点值　　　　　　（b）均匀度

图 6-10　圆环形永磁体 xoz 截面上的 B_z

6.3　双边磁体研究

在 6.2 节已经对单边磁体在成像区域产生的磁场进行了研究,相较于矩形和圆柱形永磁体,圆环形永磁体能够产生较为均匀的磁场,但仍然达不到 MACT-MI 的要求,且单圆环形永磁体在成像区域的磁场较弱,为此,在本节对双边磁体进行研究,以求达到 MACT-MI 成像所需的均匀度。

6.3.1　相反极性永磁体的研究

为了产生适用于 MACT-MI 的梯度磁场,本书提出了相反极性永磁体放置于 XOY 平面的新思路。为了研究相反极性的永磁体产生的磁场模式,使用 COMSOL Multiphysics 磁场接口构建仿真模型。为了探讨最佳的永磁体形状,本节对比研究了圆柱形永磁体,球形永磁体,矩形永磁体与圆环形永磁体产生的磁场。永磁体放置环境由两个半径不同的嵌套球体组成,其中外部圆球半径为 300 mm,球心坐标(0,0,0),材料属性设置为内置材料 Air 表示空气域;内部圆球半径为 25 mm,球心坐标(0,0,0),材料属性设置为空材料,其中相对磁导率设置为 1,代表生物组织。

设置永磁体参数如下:矩形永磁体设置为长 80 mm,宽 80 mm,高 30 mm,x 负半轴永磁体中心坐标为(−200,0,0),x 正半轴永磁体中心坐标为(200,0,0);圆柱形永磁体半径设置为 80 mm,高度设置为 30 mm,x 负半轴永磁体中心坐标为(−200,0,0),x 正半轴永磁体中心坐标为(200,0,0);球体永磁体半径设置为 50 mm,x 负半轴永磁体中心坐标为(−180,0,0),x 正半轴永磁体中心坐标为(200,0,0);圆环型永磁体外径设置为 80 mm,内径设置为 40 mm,高度设置为 30 mm,x 负半轴永磁体中心坐标为(−200,0,0),x 正半轴永磁体中心坐标为(200,0,0)。根据上述参数,建立好的模型如图 6-11 所示。

图中(a)、(b)、(c)、(d)分别展示了 COMSOL 仿真模型的建立情况,采用磁场接口全耦合求解器对四种模型进行计算。

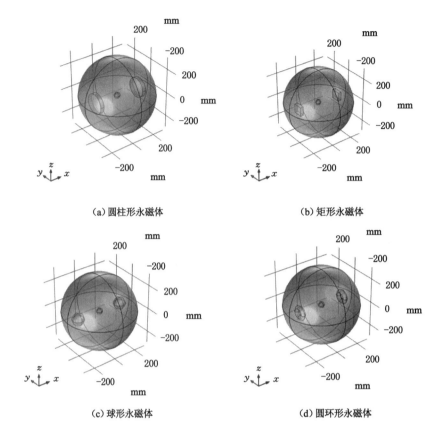

（a）圆柱形永磁体 　　　　　　　（b）矩形永磁体

（c）球形永磁体 　　　　　　　（d）圆环形永磁体

图 6-11　永磁体结构仿真模型

为了能够定量的研究空间磁通密度的分布规律,在 ROI 的 xoz 平面作一截面,同时考虑到 ROI 的对称性,分别作四条垂直截线与四条水平截线于截面上,如图 6-12 所示。图 6-12 中,每条垂直或者水平的截线距离为 6.25 mm,从靠近圆心的一侧开始分别编号为 v_1,v_2,v_3, v_4 与 h_1,h_2,h_3,h_4。垂直截线可以清晰地看到 ROI 的磁通密度随 z 方向的变化规律与分布规律;水平截线可以得到 ROI 的磁通密度随 x 方向的变化规律与分布规律。计算结果与分析如下。

如图 6-13 所示是球形永磁体参考线上梯度磁场与空间位置的关系,图 6-13（a）所示是垂直参考线磁通密度的分布,发现两相反极性球形永磁体在 ROI 的 z 方向磁通密度具有优良的梯度,磁感应强度 B_z 最大值可以达到 0.002 9 T,梯度值为 0.116 T/m,随着垂直参考线远离圆心,梯度磁场的梯度变化很小,但是对磁感应强度 B_z 的最大值影响较大,可以认为在不同垂直参考线上磁场的梯度值是相同的一个定值;同时由于 ROI 选择为球体使得平行垂直截线长度不一,造成每条截线上最大磁通密度也不同;图 6-13（b）所示是水平参考线磁感应强度 B_z 的分布,可以看到磁感应强度 B_z 随着坐标 x 的变化数值变化很小,可以认为在 ROI 同一水平参考线上磁感应强度 B_z 是相同的;随着水平参考线靠近圆心,磁感应强度逐渐下降直至在球心处到达 0 值。图 6-14 所示是矩形永磁体参考线上梯度磁场与空间位置的关系,图 6-14（a）所示是垂直参考线磁通密度的分布,两相反极性矩形永磁体在 ROI

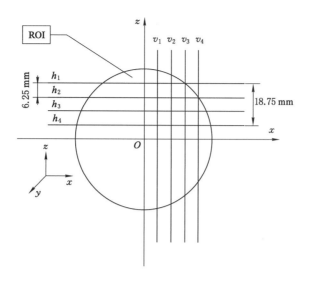

图 6-12　参考线位置示意图

的 z 方向磁通密度也具有优良的梯度,磁感应强度 B_z 最大值可以达到 0.0015 T,磁场梯度约为 0.06 T/m,与球体永磁体不同的是矩形永磁体的梯度磁场随着垂直参考线远离球心其梯度值有微小的增大的趋势,但是由于变化较小仍然可以认为梯度值是一不变的常数;图 6-14(b)所示是水平参考线磁通密度的分布,x 轴坐标靠近 0 时磁感应强度略微下降,但是在 x 轴坐标向坐标轴两边增大或者减小时磁感应强度会略微增大,形成下凹的曲线,随着水平参考线靠近球心曲线也逐渐变得平缓。

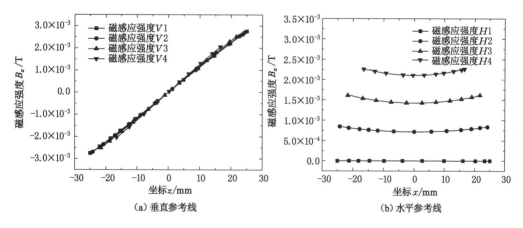

图 6-13　球形永磁体参考线上梯度磁场与空间位置的关系

圆柱形永磁体与圆环型永磁体磁感应强度的分布规律与矩形永磁体分布规律相似。图 6-15 所示是圆柱形永磁体参考线上磁感应强度 B_z 与空间位置的关系,图 6-15(a)是垂直参考线的分布规律,图 6-15(b)是水平参考线的分布规律。图 6-16 所示是圆环形永磁体参考线上磁感应强度 B_z 与空间位置的关系,图 6-16(a)是垂直参考线的分布规律,图 6-16(b)水平参考线的分布规律。两者的整体分布趋势与矩形永磁体分布规律类似,在垂直参考线中磁感应强度 B_z 呈线性,并且随着垂直截线远离球心而使得梯度略微提高。水平参考线

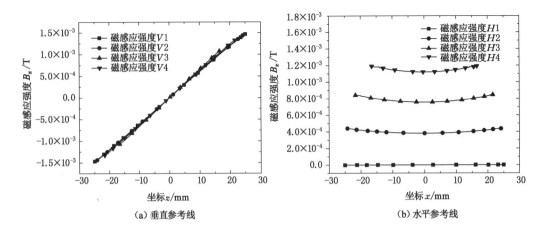

图 6-14　矩形永磁体参考线上梯度磁场与空间位置的关系

中磁感应强度 B_z 曲线为向下凹的曲线,随着水平截线靠近球体中心,磁感应强度 B_z 逐渐下降到 0 值。圆环型永磁体最大磁感应强度 B_z 为 0.002 3 T,梯度约为 0.092 T/m;圆柱形永磁体最大磁感应强度 B_z 为 0.003 5 T,梯度约为 0.14 T/m。

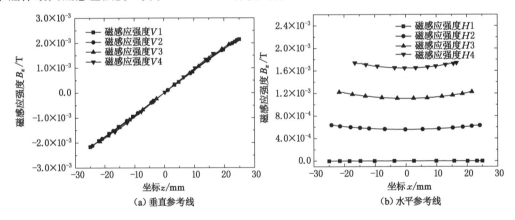

图 6-15　圆环型永磁体参考线上梯度磁场与空间位置的关系

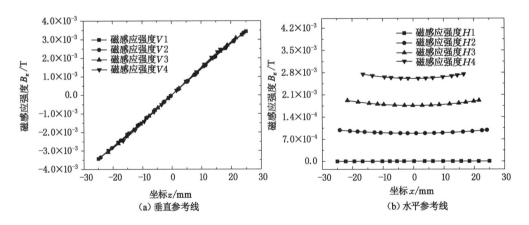

图 6-16　圆柱形永磁体参考线上梯度磁场与空间位置的关系

　　根据上述分析可以看到,永磁体形状对 ROI 梯度磁场分布规律影响较小,这符合对永磁体的理论研究。同时研究得知磁感应强度 B_z 在垂直参考线上变化较小,因此本书使用 ROI 轴线上磁感应强度 B_z 的分布作为梯度磁场性能的研究依据。

　　为了在四种模型中选择磁场性能优良的永磁体,将四条轴线上的磁感应强度 B_z 曲线绘制于图 6-17 上,从图中可以看出圆柱形永磁体的梯度值是最高的。

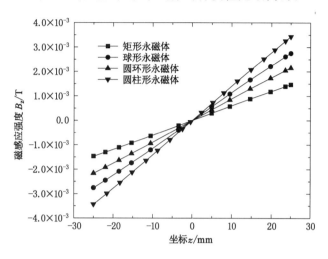

图 6-17　不同形状永磁体产生的磁场

　　除磁场梯度即图 6-17 各图线的导数外,本书另外关注的一个磁场参数是梯度磁场的均匀度。ROI 梯度磁场的均匀性与成像质量成正相关,本书使用式(6-2)描述 ROI 的梯度磁场非均匀性:

$$\Delta = \left| \frac{\mathrm{grad}B \text{-} \mathrm{grad}B_{\mathrm{set}}}{\mathrm{grad}B_{\mathrm{set}}} \right| \tag{6-2}$$

式中,$\mathrm{grad}B$ 是 ROI 磁场的梯度值;$\mathrm{grad}B_{\mathrm{set}}$ 是设定的 ROI 磁场的目标梯度值。公式(6-2)越小,则实际梯度磁场越接近设定的目标值。ROI 梯度磁场的均匀性与成像质量呈正相关,根据对永磁体磁感应强度分布规律的分析,本节计算永磁体梯度磁场均匀度时使用中心轴线处的梯度值作为设定目标值,v_4 参考线处的梯度值作为 $\mathrm{grad}B$ 的值,四种永磁体非均匀度计算结果如表 6-2 中示。

表 6-2　永磁体非均匀度计算结果

永磁体类型	梯度磁场目标值(T/mm)	梯度磁场偏移值(T/mm)	非均匀度/%
矩形永磁体	$5.955\,14 \times 10^{-5}$	$6.566\,74 \times 10^{-5}$	10.270
球形永磁体	$1.120\,81 \times 10^{-4}$	$1.250\,66 \times 10^{-4}$	11.585
圆环形永磁体	$8.757\,47 \times 10^{-5}$	$9.564\,99 \times 10^{-5}$	9.221
圆柱形永磁体	$1.390\,62 \times 10^{-4}$	$1.500\,49 \times 10^{-4}$	7.901

　　从表中可以得到圆柱形永磁体非均匀度更低,因此本书后续均采用圆柱形永磁体进行研究。

为了直观地表示出两相反极性永磁体产生的磁场情况,绘制了 ROI 的二维截面图与三维多切面图,如图 6-18 与图 6-19 所示。从图中可以清晰地看到 ROI 的磁场分布规律为远离球心的两极磁感应强度 B_z 最高,随着靠近球心逐渐降低,球心处的 xoy 截面是一个零磁场强度的截面,这与上述图线分布规律相符。

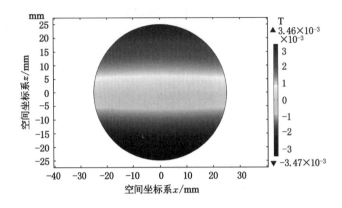

图 6-18　圆柱形永磁体磁感应强度截面分布

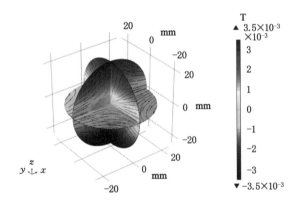

图 6-19　圆柱形永磁体磁感应强度多切面分布

6.3.2　相反极性永磁体的设计

根据 MACT-MI 的成像原理,要求磁场方向在 ROI 沿 z 轴方向,并且能在 z 轴方向上产生均匀的梯度磁场,磁体使用牌号 N52 钕铁硼材料制作,该材料磁能积大相同规格下产生的磁场更强。

根据 6.3.1 节永磁体理论部分所描述以及 6.3.1 节仿真结果表明,使用圆柱形永磁体磁场梯度效果最好,并且 ROI 处磁感应强度与梯度受下述三个参数影响最大。因此本节使用圆柱形永磁体进行优化设计。规定 MACT-MI 的 ROI 为半径 25 mm 的球体,设两永磁体中心之间的距离为 d,永磁体厚度为 h,半径为 r,为了得到合适的参数本章使用参数化扫描的方法对上述三个参数进行优化,使用牌号为 N52 的材料作为永磁体的制作材料,优化结果如表 6-3 所示。

表 6-3　参数化扫描优化结果

d	r	h	Δ	$\partial B_z/\partial z$
275.812 mm	180.832 8 mm	56.579 mm	0.010 52	0.66(T/m)

根据优化结果,使用 COMSOL 的磁场接口对永磁体进行建模,为了与 ROI 外侧区域的磁感应强度进行对比,绘制一个半径为 50 mm,中心为 $(0,0,0)$ 的球体作为外层研究区域,二维截面磁感应强度分布如图 6-20 所示。作截线 $A(0,0,50)B(0,0,-50)$ 表征磁场分布,截线 AB 上磁通密度如图 6-21 所示,可以看到有良好的线性度,所得图线近似线性函数。

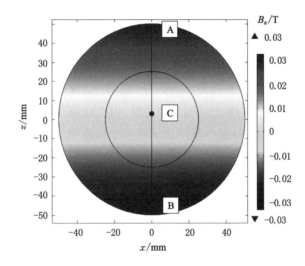

图 6-20　优化后圆柱形永磁体磁感应强度 B_z 分布

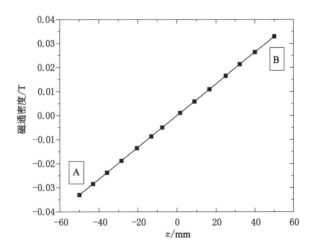

图 6-21　参考线 AB 的磁感应强度分布

为了得到磁场梯度的分布,需要进一步对磁场求取一阶导数。根据 COMSOL 网格剖分原理可知,COMSOL 剖分网格实际上是将网格节点剖分为三角形或者自由四面体网格,每个节点使用二次拉格朗日形函数,即每一个节点展开后都是一个二次多项式,因此最高只能求得二阶微分，三阶微分等于 0。在 AC-DC 模型中，该模型使用的接口是 3D 的磁场 Magnetic Field(mf)接口。该物理场的变量是磁矢势 A，3D 情况下 A 是一个矢量，而磁感应强度便是该矢量的旋度：$\nabla \times A = B$，对矢量求旋度的数学处理就等效为二次偏微分了，所以我们无法再对磁感应强度 B 进行空间微分。这也是直接对 B_z 进行空间求导为 0 的原因。因此我们需要重新构建方程对其进行求解空间偏导，可以在数学模型中添加系数型偏微分方程接口，方程如公式（6-3）所示

$$e_a \frac{\partial^2 u}{\partial t^2} + d_a \frac{\mathrm{d}u}{\mathrm{d}t} + \nabla(-c\,\nabla u - \partial u + y) + \beta\,\nabla u + au = f \tag{6-3}$$

将吸收系数 a 置为 1，其余系数置为 0，源项 f 设置为 mf.B_z，因为重新构建了方程因此可以使用变量 u 对 B_z 进行求导。

求导后二维截面如图 6-22 所示，相对于上节没有优化的永磁体可以清晰地看到均匀度与梯度均有更大的提高，梯度达到了 0.66 T/m。在 ROI 作截线 $E(0,0,50)F(0,0,-50)$ 磁场梯度分布如图 6-23 所示，可以看到在[$-25\sim25$ mm]，磁场梯度近似为一常数，在 25 mm 的研究区域外，磁场梯度也仅有约 0.83% 的变化量，因此磁场的非均匀性很低，这证明了使用 N52 材料的圆柱形永磁体能够在小范围区域产生非常高均匀度的梯度磁场，该梯度磁场能够满足 MACT-MI 的成像需求。

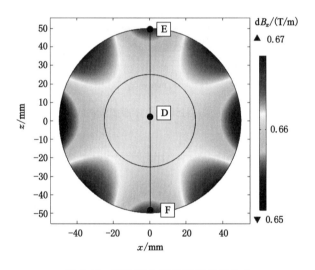

图 6-22　圆柱形永磁体梯度磁场分布

6.3.3　相同极性永磁体的建模和磁场分析

相同极性的永磁体经常被用来产生均匀磁场或者进行磁场测量，在医学成像方面常见的有单边永磁体结构与双边永磁体结构等。为了与本书提出的相反极性永磁体 MACT-MI 方法进行对比，本节对均匀磁场进行了建模。如图 6-24 所示，上下两块圆柱形永磁体半径为 50 mm，高度为 10 mm，上方圆柱形永磁体中心坐标为(0,0,50)，下方圆柱形永磁体中心坐标为(0,0,-50)。两圆柱形永磁体之间半径为 25 mm 的球体为研究区域。

同样设置上下两永磁体材料属性为牌号为 N52 的永磁体，与上一节不同的是将两永磁体剩磁方向设置为同方向，即均朝 z 轴正方向以提供均匀磁场。同样设置中心 ROI 相对磁

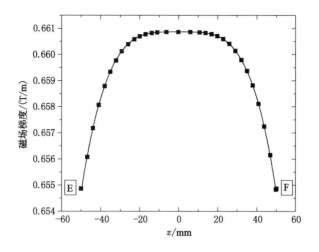

图 6-23　参考线 EF 的磁场梯度分布

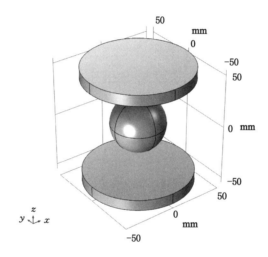

图 6-24　均匀永磁体结构仿真模型

导率为 1 模拟生物组织。

　　本书使用的计算平台为 i7-6700hq 笔记本电脑,搭载 16 GB 内存,计算资源非常紧张,因此针对目前仿真条件对模型进行了两方面的优化设置。首先将 COMSOL 网格节点剖分序列设置为用户控制网格,增加自由四面体网格 2 节点,将新增加的自由四面体网格 2 节点大小设置为 2,几何实体层类型为域,域选择为中心球体位置,剖分后的模型如图 6-25 所示。这样在计算过程中,COMSOL 在关键的研究区域会使用较细致的网格,绘制的图线光滑而且连续,导数不会突变;而在重要研究区域以外则使用较粗的网格进行剖分,这样对重要研究区域的影响很小但是却可以大大节约计算时间与计算内存。另一方面,因为内存资源不足,应当对求解器进行适当的配置。在稳态求解器配置节点中,应当将直接求解器关闭使用全耦合迭代求解器,因为直接求解器虽然会提高收敛性但是会占用更多的内存空间,在模型设置合理且收敛性较高的前提下,迭代求解器也能达到良好的收敛性。迭代求解器的配置如图 6-26 所示。

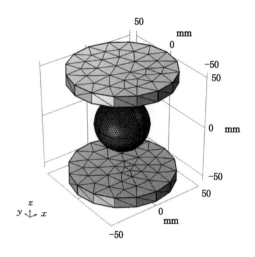

图 6-25　均匀永磁体网格剖分模型

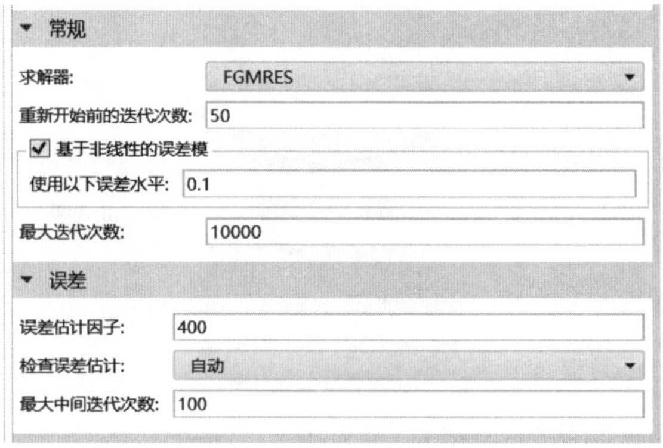

图 6-26　仿真模型稳态求解器配置

为了清晰地描述相同极性永磁体的分布规律,根据上一节的分析过程,本节仍然使用图 6-12 所示的截线进行磁场分布规律的分析。垂直参考线上的磁感应强度分布规律如图 6-27 所示,由于和上一节同样的原因截线长度不一致导致磁感应强度线长度不一致。由图线中可以看到随着 z 轴坐标的变化,图线呈两端翘起,中间凹陷的状态。当 $z=0$ 时,B_z 取到最小值,当 z 坐标向两端移动,B_z 有小幅度的提高。随着垂直参考线远离球心,截线逐渐变短且磁场强度最小值也逐渐变小。

水平参考线上的磁感应强度分布规律如图 6-28 所示,与垂直参考线不同,截线上的磁感应强度图线呈两边低中间高的趋势。当 $x=0$ 时,B_z 取得最大值,随着 x 坐标向两端移动,磁感应强度会有一定程度的下降。同时当水平参考线远离球心时,磁感应强度 B_z 最大值逐渐变大。

磁感应强度 B_z 的二维分布如图 6-29 所示,可以看到整体上磁感应强度的 B_z 分量分布均匀,数值在 0.1 T 左右,峰值出现在 ROI 的边缘侧,与上文分析参考线中磁感应强度的分析吻合。同时绘制了磁感应强度在 x 方向的分量,如图 6-30 所示,结果表明两相同极性的

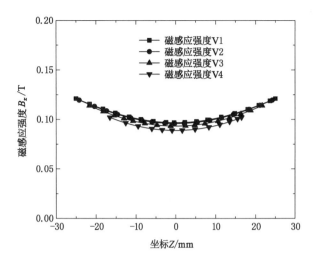

图 6-27　均匀永磁体结构垂直参考线磁感应强度 B_z 分布规律

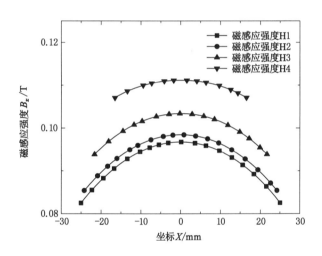

图 6-28　均匀永磁体结构水平参考线磁感应强度 B_z 分布规律

永磁体产生的磁场仅有 z 分量，B_x，B_y 分量均为 0。最后为了查看整体上 ROI 磁场分布绘制三维多切面图如图 6-31 所示。

6.3.4　MACT-MI 磁体结构的设计

由于矩形永磁体和圆柱形永磁体产生的磁场基本相同，因此在本节仅以圆柱形和圆环型永磁体作为 MACT-MI 磁体系统的主要元件，借助 COMSOL Multiphysics 建立如图 6-32 所示的三维磁场模型，其中，图(a)为双圆柱形永磁体结构；图(b)为双圆环形永磁体，由于其结构与亥姆霍兹线圈类似，故也称为双磁环形永磁体；中间的圆柱形区域为成像区域，其底面半径为 25 mm，高为 50 mm，相对磁导率为 1。

在 COMSOL 中将圆柱形和双磁环形永磁体的中心与 z 轴重叠，圆柱形和双磁环形永磁体参数设置如下：圆柱形永磁体的底面半径为 100 mm，高度为 30 mm，两个永磁体之间

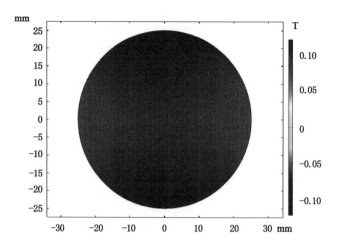

图 6-29 磁感应强度 B_z 在 xoz 截面的分布

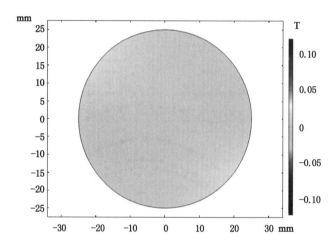

图 6-30 磁感应强度 B_x 在 xoz 截面的分布

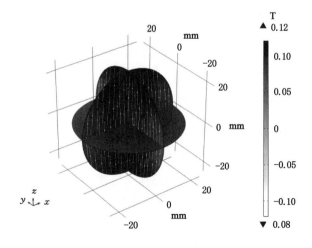

图 6-31 相同极性永磁体磁场多切面图

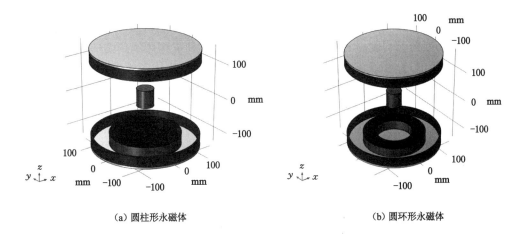

（a）圆柱形永磁体　　　　　　　　　（b）圆环形永磁体

图 6-32　双边磁体系统模型示意图

的距离为 150 mm；圆环形永磁体的外圆柱底面半径为 100 mm，内圆柱底面半径为 60 mm，高度为 30 mm，两个永磁体之间的距离为 150 mm。永磁体的相关磁性参数已在第 6.2 节进行分析研究，本节继续采用该参数对双边磁体模型的磁场进行仿真计算，同时，为了能够定量地研究成像区域磁感应强度的分布规律，如图 6-33 所示，在 xoz 截面上取五条水平参考线和五条垂直参考线，其中，水平参考线和垂直参考线的长度为 100 mm；水平参考线与 z 轴的交点分别为 0、5、10、15 和 20，单位为 mm；垂直参考线与 x 轴的交点分别为 0、5、10、15 和 20，单位为 mm。

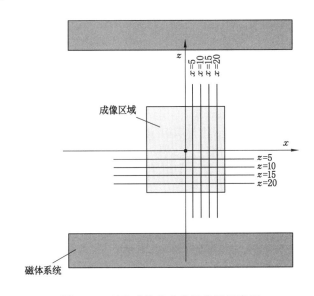

图 6-33　双边磁体的参考线位置示意图

　　双圆柱形永磁体结构垂直和水平参考线上磁感应强度 z 分量 B_z 随空间位置的变化分别如图 6-34（a）和图 6-34（b）所示；双磁环形永磁体结构垂直和水平参考线上磁感应强度 z 分量 B_z 随空间位置的变化分别如图 6-35（a）和图 6-35（b）所示。由此可知，圆环形永磁体结构和圆柱形永磁体结构在该距离下并不是特别均匀,双圆柱形永磁体在成像区域产生的 B_z 范围大致在 $0.2\sim0.22$ 之间,均匀度 Δ 为 20% 左右,相较于单边圆柱形磁体产生的 B_z 大小有所提升,B_z 的均匀度也有所改善;双磁环形永磁体在成像区域产生的 B_z 范围大致在 $0.09\sim0.18$ 之间,均匀度 Δ 为 10% 左右,相较于单边圆环形磁体产生的 B_z 大小有所提升,均匀度也同样有所改善。在 MACT-MI 中,理论上要求在成像区域中 Δ 不大于 5%,因此双边磁体仍需继续改进。

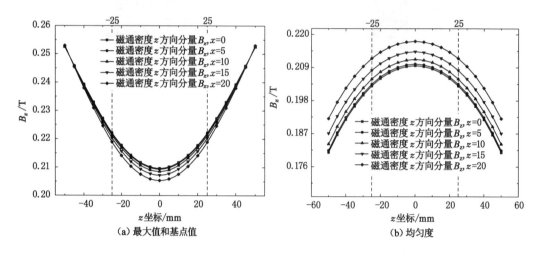

图 6-34　双边圆柱形永磁体参考线上梯度磁场与空间位置的关系

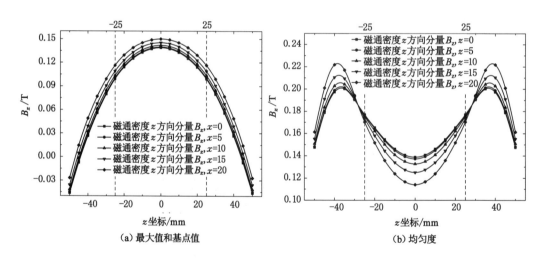

图 6-35　双边圆环形永磁体参考线上梯度磁场与空间位置的关系

　　双圆柱形永磁体结构和双磁环形永磁体结构在成像区域产生的 B_z 分布趋势不同,双圆柱形永磁体在垂直参考线上呈现出先减小后增大的规律,在水平参考线上呈现出先增大后减小的规律,双磁环形永磁体在垂直参考线上呈现出先增大后减小的规律,在水平参考线上呈现出先减小后增大的规律。究其原因是双圆柱形永磁体之间的距离相对较远,双磁环形永磁体之间的距离相对较近,将双圆柱形永磁体之间的距离缩短或将双磁环形永磁体之间的距离增大,会使得参考线上的 B_z 增长或减小趋势变弱,甚至在一定的距离时,研究区域会出现均匀分布的磁场。通过分析可知,当上下两块永磁体之间需要较大的空间时,双磁环形永磁体比双圆柱形永磁体更为适用,MACT-MI 不仅含有磁体系统产生的静磁场,而且还具有梯度线圈产生梯度磁场,即磁体之间需要有较大的空间。因此,双磁环结构的永磁体更适用于 MACT-MI。

为了得出双边磁体的最小均匀度,在 COMSOL 中将上下磁体之间的距离设为可变参数,在距离为 130～270 mm 范围内以步长 10 mm 进行参数化扫描,以磁感应强度的均匀度 Δ 作为衡量磁场均匀性的参量,双圆柱形永磁体在 xoz 平面上磁感应强度 z 分量的最大值和基点值如图 6-36(a)所示,磁感应强度 z 分量的均匀度 Δ 如图 6-36(b)所示,圆环形永磁体在 xoz 平面上磁感应强度 z 分量的最大值和基点值如图 6-37(a)所示,磁感应强度 z 分量的均匀度 Δ 如图 6-37(b)所示。由此可得,双圆柱形永磁体产生的磁场均匀度远低于双磁环形永磁体,且只有在上下永磁体距离较近时双圆柱形永磁体才能产生较为均匀的磁场,不适用于 MACT-MI 这种在永磁体之间需要一定空间的成像方法。由图 6-37(b)可知,双磁环形永磁体在上下磁体之间的距离为 230 时有较大的均匀度,为了得到更为均匀的磁场,在 COMSOL 中继续对上下磁体之间的距离进行研究,在距离为 220～240 mm 范围内以步长 0.5 mm 进行参数化扫描,以磁感应强度的均匀度 Δ 作为衡量磁场均匀性的参量。研究结果表明,当上下磁体之间的距离为 230.5 mm 时能提供最为均匀的磁场,此时,基点处的磁感应强度 z 分量为 1.2 T,均匀度 Δ 为 0.6%。

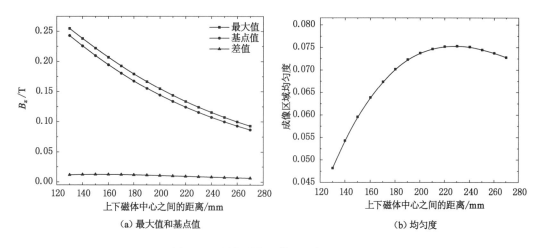

（a）最大值和基点值　　　　　　　（b）均匀度

图 6-36　圆柱形永磁体 xoz 截面上的 B_z

在 xoz 截面上取图 6-33 所示的垂直和水平参考线,并绘制出参考线上的磁感应强度 z 分量,双磁环形永磁体在该截线上产生 B_z 如图 6-38 所示,在成像区域已经能够产生比较均匀的磁场。

以磁感应强度的均匀度 Δ 作为衡量磁场均匀性的参量,在底面半径为 40 mm,高为 80 mm 的圆柱体区域中,满足 $\Delta \leqslant 1\%$ 的区域如图 6-39 所示,成像区域全部满足 MACT-MI 的成像需求,即当上下磁体之间的距离为 230.5 mm 时,成像区域附近的磁感应强度相对较强且均匀性较好。因此,在下文进行电磁-声多物理场耦合仿真计算时,可将恒定磁场以常数代入。

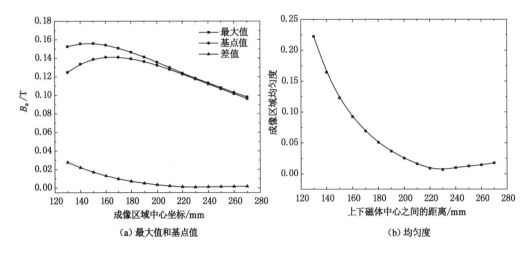

（a）最大值和基点值 　　　　　　　　　（b）均匀度

图 6-37　双磁环永磁体 xoz 截面上的 B_z

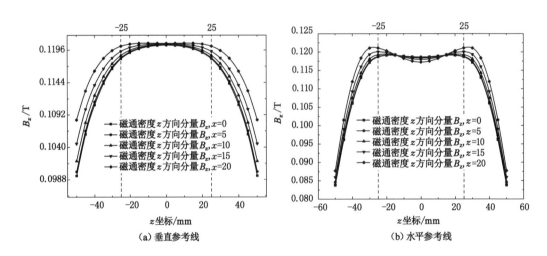

（a）垂直参考线 　　　　　　　　　　（b）水平参考线

图 6-38　双磁环永磁体参考线上梯度磁场与空间位置的关系

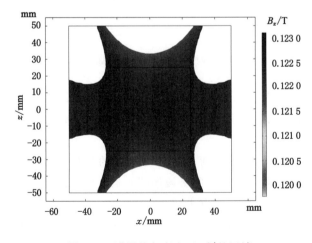

图 6-39　满足均匀度小于 1% 的区域

6.4　本章小结

本章研究了适用于 MACT-MI 的磁体系统,构建了 MACT-MI 的磁体系统仿真模型,采用数值仿真的方法对磁体系统在成像区域产生的磁场进行了计算,得到了磁体系统在成像区域产生的磁场分布和磁场均匀度,分析比较了磁体系统处于不同形状、结构和位置时的磁场特性,最终设计出适用于 MACT-MI 的磁体系统,研究结果表明:

（1）在仅采用单边磁体时,圆环形永磁体能在成像区域产生较为均匀的磁场,但依然无法满足 MACT-MI 的成像需要,且圆环形永磁体在成像区域产生的磁场较弱。双边磁体在成像区域产生的磁场相当于上下两块永磁体的线性叠加,可以在成像区域产生更为均匀的磁场;

（2）针对相反极性永磁体进行了建模与计算分析,对比了不同形状永磁体产生的磁场与分布规律,对永磁体进行了选型;使用参数化扫描的方法对圆柱形永磁体进行了优化,得到了高梯度,高均匀度的永磁体结构。

（3）计算了圆柱形相同极性永磁体的磁场分布,对相同极性永磁体的磁场分布规律进行了分析,为设计相同极性永磁体的 MACT-MI 磁体结构奠定了基础。

（4）本章所研究的双边磁体均可以在成像区域产生较为均匀的磁场,但双磁环形永磁体在成像区域产生的磁场均匀性最好,且上下磁体之间留存有较大的空间,更适用于 MACT-MI,且磁场均匀性最好时,上下磁体之间的距离为 230.5 mm,成像区域的磁感应强度 z 分量为 1.2 T,均匀度 Δ 为 0.6%。

参考文献

[1] 闫孝姮,李政兴,潘也,等. 相同极性永磁体对感应式磁声磁粒子浓度成像过程影响的仿真[J].电工技术学报,2022,37(8):1926-1937.

[2] YAN X H,PAN Y,CHEN W H,et al. Simulation research on the forward problem of magnetoacoustic concentration tomography for magnetic nanoparticles with magnetic induction in a saturation magnetization state [J]. Journal of Physics D: Applied Physics,2021,54(7):075002.

第 7 章　MACT-MI 的矩阵式线圈的研究

梯度磁场是实现 MACT-MI 的必备条件,在传统的 MACT-MI 中,梯度磁场由麦克斯韦线圈提供,所需的电流激励较大,对梯度线圈的散热是一个极大的考验。鉴于此,本章提出了一种基于天牛须-鱼群算法的、适用于 MACT-MI 系统的矩阵式梯度线圈设计方法,采用 COMSOL with MATLAB 软件对矩阵式梯度线圈系统中线圈的电流值以及上下极板的间距 d 进行优化设计,将梯度磁场激励单元由麦克斯韦线圈改为矩阵式线圈,不但能大幅度降低激励所需的电流值,而且可以产生均匀度更高的梯度磁场,为 MACT-MI 的后续实验乃至临床应用奠定基础。

7.1　梯度线圈设计方法

在 MACT-MI 中的梯度磁场激励系统需要在成像区域产生线性分布的梯度磁场,因此,梯度线圈是基于电磁场逆问题进行设计的,目前梯度线圈设计方法主要分为两大类:目标场法和分离导线法[1]。目标场法是将连续的电流近似为离散的导线,而后求解线圈的电流分布,最后将得到的电流密度进行离散化处理得出实际线圈的结构。分离导线法通常是根据电磁学原理、先验知识或经验预先选定简单规则的线圈,以线圈的位置为变量,根据相应的优化算法设计一定的适应度函数,使成像区域的梯度磁场均匀性最好,进而得到线圈的位置。近年来,有相关的研究人员提出了由多个线圈组成的梯度磁场系统,现被称为矩阵式线圈,这种梯度线圈的设计方法本质上属于分离导线法,但由于其与常规线圈相比具有灵活性强、安全性能高、抗干扰能力强和设计理念新颖等优点,在本节将对其进行单独的综述。

7.1.1　目标场法

目标场法是假设所需要的目标场是由某个圆柱面上的电流密度 $\boldsymbol{J}$ 产生的,将电流密度 $\boldsymbol{J}$ 进行傅立叶变换得:

$$\begin{cases} j_z^s(k) = \dfrac{1}{2\pi} \displaystyle\int_{-\pi}^{\pi} \mathrm{d}\varphi \mathrm{e}^{-\mathrm{i}s\varphi} \int_{-\infty}^{\infty} \mathrm{d}k \mathrm{e}^{-\mathrm{i}kz} J_z(\varphi, z) \\ j_\varphi^s(k) = \dfrac{1}{2\pi} \displaystyle\int_{-\pi}^{\pi} \mathrm{d}\varphi \mathrm{e}^{-\mathrm{i}s\varphi} \int_{-\infty}^{\infty} \mathrm{d}k \mathrm{e}^{-\mathrm{i}kz} J_\varphi(\varphi, z) \end{cases} \tag{7-1}$$

其中,J_z 和 J_φ 是圆柱坐标系中电流密度 $\boldsymbol{J}$ 的 z 方向分量和 φ 方向分量。根据电流连续性原理 $\nabla \cdot \boldsymbol{J} = 0$ 得

$$\frac{\partial J_\varphi(\varphi, z)}{a_1 \partial \varphi} + \frac{\partial J_z(\varphi, z)}{a_1 \partial z} = 0 \tag{7-2}$$

对其进行傅立叶变换

$$j_\varphi^s(k) = -\frac{ka_1}{s}j_z^s(k) \tag{7-3}$$

其中，a_1 是圆柱面的半径，将圆柱内部的磁场进行展开可得 $B_z(r,\varphi,z)$ 和 $j_\varphi^s(k)$ 的关系为

$$B_z(r,\varphi,z) = -\frac{\mu_0 a_1}{2\pi}\sum_{s=-\infty}^{\infty}\int_{-\infty}^{\infty}\mathrm{d}k\,\mathrm{e}^{-\mathrm{i}s\varphi}\mathrm{e}^{-\mathrm{i}kz}\mid k\mid j_\varphi^s(k)\times K_s'(\mid k\mid a_1)I_s(\mid k\mid r) \tag{7-4}$$

其中，$K_s'(x)$ 和 $I_s(x)$ 分别是第一类和第二类变形贝塞尔函数。

对式(4-4)进行傅立叶变换得

$$B_z^s(r,k) = -\frac{1}{2\pi}\int_{-\pi}^{\pi}\mathrm{d}\varphi\mathrm{e}^{-\mathrm{i}s\varphi}\int_{-\infty}^{\infty}\mathrm{d}k\mathrm{e}^{-\mathrm{i}kz}B_z(r,\varphi,z) \tag{7-5}$$

设成像区域的半径为常数 c，可得

$$j_\varphi^s(k) = -\frac{B_z^s(c,k)}{\mu_0 a_1\mid k\mid K_s'(\mid k\mid a)I_s(\mid k\mid c)} \tag{7-6}$$

若给定研究区域的磁感应强度 $B_z(r,\varphi,z)$，利用傅立叶变换可以得到频域的磁感应强度 $B_z^m(r,k)$，进而得到频域的电流密度 $j_\varphi^m(k)$，再次利用傅立叶逆变换将频域的电流密度换算成时域的电流密度 J，最后将所得到的电流密度 J 进行离散化处理，即可得出实际线圈的几何形状和大小。

7.1.2　分离导线法

目标场法可以依据成像所需的梯度磁场计算出线圈的几何结构分布，但是这种方法一般无法得出形状较为规则的线圈，在加工时难以直接实现，无法进行大规模应用，通常需要进一步优化。分离导线法则是根据电磁学原理，预先选定简单的规则线圈，在此基础上进行优化设计，以线圈的位置为变量，根据研究对象设定目标函数，通过一定的优化算法使得目标函数达到最优，计算得出此时线圈的位置。其计算流程如图 7-1 所示，首先根据相应的优化算法设定适应度函数，根据成像的需求设定目标值，根据先验知识选择线圈的初始位置；而后依据电磁学原理对成像区域的梯度磁场进行计算，并根据所得的磁场参数计算优化算法的适应度函数，与目标值进行对比，判断此时的梯度磁场性能；若是其性能满足成像的需求，则输出此时线圈的位置；若是梯度磁场性能不满足成像需

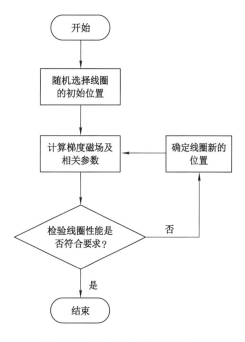

图 7-1　分离导线法设计流程

求，则根据优化算法继续对线圈的位置进行优化，直到成像区域的梯度磁场性能满足成像需求，同时输出相应的参数。

分离导线法使用的线圈通常为圆柱形和矩形，常用的线圈结构如图 7-2 所示[2]，有可以

产生横向和纵向梯度磁场的麦克斯韦线圈,有用于产生横向梯度磁场的 Golay 线圈和平板形 Anderson 线圈。

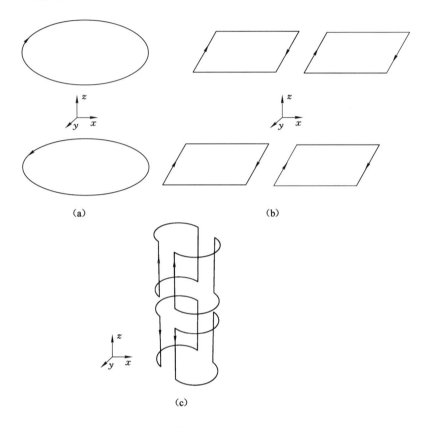

图 7-2　分离导线法常用的梯度线圈结构示意图

由单组线圈产生的梯度磁场性能不高,往往通过增加同形线圈的方式进行磁场性能优化,进而产生均匀度更高、成像区域更大的梯度磁场,图 7-3 为改进后的麦克斯韦线圈和 Anderson 线圈。

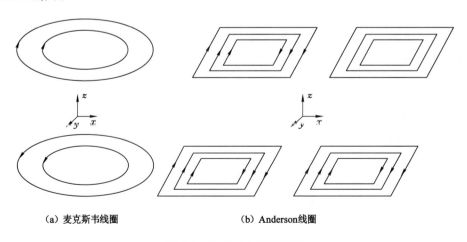

图 7-3　改进后的梯度线圈

目标场法和分离导线法各有优劣,目标场法根据成像所需的梯度磁场可以准确获得满足成像区需求的线圈形状,但得出的形状一般是不规则的,难以大规模投入应用;分离导线法设计出的线圈结构简单、形状规则,但产生的梯度磁场在性能上略低于目标场法。MACT-MI 之前所用的梯度磁场激励系统是麦克斯韦线圈,其实质上就是依据分离导线法对成像区域所需的梯度磁场进行设计。

7.1.3　矩阵式线圈

矩阵式线圈(也称为多线圈)由许多结构相似的线圈绕组组成,通常以规则的方式安装在相应的支撑结构上,能够更为灵活地在成像区域产生梯度磁场,组成矩阵式线圈的每个小线圈被称为一个线圈元素,线圈元素的形状大多呈圆形或矩形。矩阵式线圈与传统的梯度线圈有着根本区别,矩阵式线圈产生的磁场是由多个线圈叠加而成,磁场的形状、强度、精度和空间范围可以针对相应的应用进行特别优化,而且与传统梯度线圈相比,矩阵式梯度线圈所需的激励电流较小,更安全,抗干扰能力也更强。

总的来说矩阵线圈技术相比于传统线圈技术有如下优势:

(1) 矩阵式线圈的灵活性更强。矩阵式线圈由多个线圈元素组成,运用优化算法可以对每个线圈元素的电流值进行优化设计,通过施加不同的脉冲序列,即可产生各种形态的磁场,能够为不同的成像需求提供不同且精确的磁场;

(2) 矩阵式线圈的抗干扰能力更强。一般的梯度线圈通常由单根导线绕制而成,当线圈的任意一段受到损坏,梯度线圈将无法在成像区域维持成像所需的磁场,影响成像系统的正常工作。矩阵式线圈由多个线圈元素组成,各个线圈元素独立工作,当某个线圈发生故障时,其他线圈元素依然正常工作,若故障线圈产生的磁场对成像区域的磁场影响不大时,成像系统依然可以正常工作,因此矩阵式线圈的抗干扰能力更强;

(3) 矩阵式线圈的磁场切换率更高。矩阵式线圈由多个小线圈组成,小线圈的电阻和电感较小,其功率损耗和能量储存也更小,磁场切换率远高于普通的梯度线圈;

(4) 矩阵式线圈的安全性能更高。与传统的梯度线圈相比,矩阵式线圈的每个线圈元素对成像区域的磁场均有贡献,其所需的激励电流较小,更为安全。

MACT-MI 对于梯度磁场均匀度的需求并不是很高,目前 MACT-MI 急需解决的是麦克斯韦线圈激励电流较大、散热困难的问题。矩阵式梯度线圈具有非常高的灵活性,与传统的梯度线圈相比,在较小的激励电流下即可产生相同的梯度磁场,基本不存在散热问题,更为安全,也更适用于各种不同的环境。因此,相较于其他梯度线圈,矩阵式线圈更适用于 MACT-MI。

7.2　矩阵式线圈结构设计

矩阵式梯度线圈参数应根据 MACT-MI 的成像区域来设定,目前 MACT-MI 的成像区域为底面半径为 25 mm,高为 50 mm 的圆柱体,本书在进行矩阵式线圈设计时,对成像区域梯度磁场均匀度、矩阵式线圈的尺寸和计算复杂度进行了综合考虑。本书采用的是经典结构的矩阵式线圈,使用多匝导线绕制而成,每组线圈分布在同一平面表面上,在确定矩阵式线圈结构时,首先建立了如图 7-4 所示的矩阵式线圈,该线圈上下极板之间的距离为 110 mm,每个线圈的半径为 40 mm。

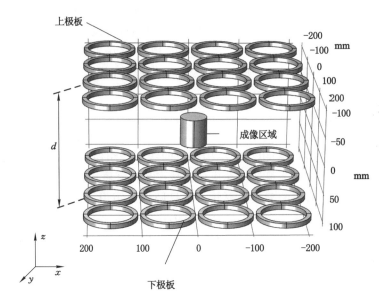

图 7-4 4×4 结构的矩阵式线圈

初步研究时发现,在相同激励的条件下,无论如何改变线圈半径,其在研究区域产生的磁场均小于麦克斯韦线圈,无法起到降低激励电流、简化散热条件的作用,在相同的电流激励下,麦克斯韦线圈和图 7-4 所示的矩阵式线圈在成像区域产生的磁场如图 7-5 所示,其中,图 7-5(a)为麦克斯韦线圈产生的磁场,图 7-5(b)为 4×4 结构的矩阵式线圈产生的磁场。

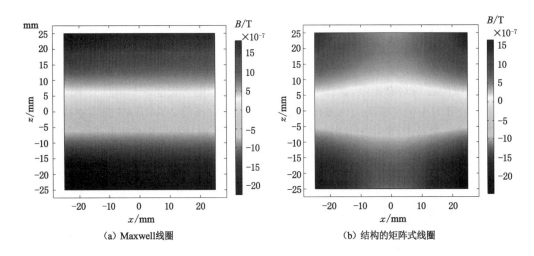

(a) Maxwell线圈　　　　　　　　　　　　(b) 结构的矩阵式线圈

图 7-5 梯度线圈在成像区域产生的磁场

在相同的激励条件下,距离研究区域越近的线圈,其对研究区域磁场的贡献越大,图 7-4 所述的矩阵式线圈结构,在研究区域正上方没有对应线圈,致使其在相同激励的条件下,在研究区域产生的磁场小于麦克斯韦线圈。因此,建立了如图 7-6(a)所示的新型矩阵式线圈结构,该线圈上下极板之间的距离为 110 mm,每个线圈的半径为 40 mm。在激励条件相同的条件下,矩阵式线圈在研究区域产生的磁场如图 7-6(b)所示,明显大于麦克斯韦线圈,能够起到降低激励电流简化散热条件的作用。

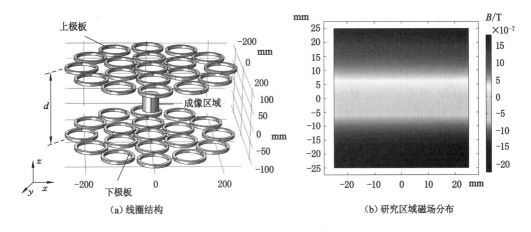

（a）线圈结构　　　　　　　　　　　　（b）研究区域磁场分布

图 7-6　新型矩阵式线圈

通过模拟研究可知,在相同激励的条件下,研究区域的梯度磁场均匀性随着线圈半径的增大而增大,研究区域的梯度磁场随着半径的增大而减小。另外,线圈的个数越多,研究区域的梯度磁场均匀度越高,但计算越复杂,且在线圈距离研究区域较远时,该线圈若要起到一定的调节作用所需激励较大。为了保证均匀度的同时降低运算量,设定梯度磁场激励系统中的线圈共 74 个,上下极板分别为 37 个材质相同的圆形线圈。将上下极板的线圈同面布置以减小相互之间的影响,并将其由内向外划分为四组,每组线圈通以大小相等方向相同的电流。距离研究区域越近的线圈对该区域的磁场贡献最大,为保证成像区域梯度磁场的均匀度的同时降低激励电流,将最中心的线圈设为半径较大的圆形线圈,外半径为 40 mm、内半径为 32 mm;其余线圈均设定外半径为 30 mm、内半径为 22 mm,将上下极板的中心间距设为 d,且上下极板的线圈通以大小相等方向相反的电流;37 对圆形线圈均采用采用直径为 2 mm 的铜线绕制而成,在径向上线圈的绕制层数为 4,在轴向上线圈的绕制层数为 5,共 20 匝,每个线圈元素的高度为 10 mm,其示意图如图 7-7 所示。

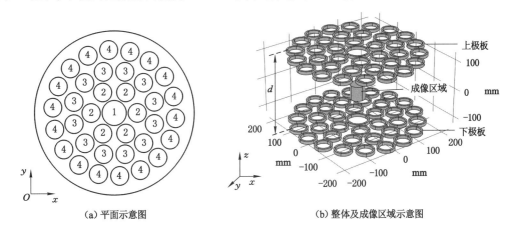

（a）平面示意图　　　　　　　　　　　　（b）整体及成像区域示意图

图 7-7　改进的矩阵式线圈示意图

7.3 天牛须-鱼群优化算法设计

天牛须搜索算法(Beetle Antennae Search,BAS)是由 Jiang 等人于 2017 年提出的一种智能仿生寻优算法,与其他的智能仿生寻优算法有很大的不同,BAS 是在随机方向上进行最优值搜索的一种单体搜索算法,不需要识别出函数的确切形式,也不需要梯度信息,就可以实现优化目标,具有原理简单、运算量少和计算速度快等优点,在处理参数较少的优化问题时具有较为明显的优势。同时,由于 BAS 是在随机方向上进行最优值的搜索,因此其非常容易收敛到局部最优,无法得到优化的最优参数。

人工鱼群算法(Artificial Fish Swarm algorithm,AFSA)由李晓磊等人于 2002 年提出,起源于对鱼类觅食行为的研究,通过模拟鱼类的行为在设定范围内进行寻优,属于群体智能算法的一种。该算法具备较强的跳出局部极值解的能力与较强的全局探索能力,但搜索速度较慢[3]。

BAS 和 AFSA 各有优劣,为了结合两种算法的优点,使寻优算法能以较快的速度实现目标值的全局最优,本书采用天牛须-鱼群优化算法,借助 COMSOL with MATLAB 软件对矩阵式梯度线圈系统中线圈的电流值以及上下极板的间距 d 进行优化设计,该方法直接在 COMSOL 的三维磁场分析模块中对矩阵式线圈进行初步设计,以减小建模难度,而后在 MATLAB 中进行优化算法编程,最后采用 MATLAB 调用 COMSOL 对矩阵式线圈进行优化设计,该方法以天牛须优化算法为基础,提升收敛速度,并利用鱼群算法选择局部最优个体,避免陷入局部最优。该方法以四组线圈的电流和上下极板的间距 d 作为天牛须的质心坐标,通过对成像区域内的点进行采样,将设定值与实际值进行比较,得到适应度函数为:

$$\begin{cases} \text{Fitness} = \sqrt{\dfrac{1}{M}\sum_{i=1}^{M}\left(\dfrac{\dfrac{\partial B_{zi}(I_1,I_2,I_3,I_4,d)}{\partial z} - B_{zset}}{B_{zset}}\right)^2} \\ -I_{max} \leqslant I_l \leqslant I_{max} \end{cases} \tag{7-7}$$

式中,I_l 是第 l 组线圈的电流;B_{zset} 为目标梯度;I_{max} 为设定的最大电流值;M 为所取得数据点总数;B_{zi} 为第 i 个数据点处 z 方向的磁感应强度。由于 MACT-MI 的成像区域为轴对称结构,且本书设计的矩阵式线圈沿成像区域对称,因此在采点对比时本书只对 xoz 截面进行均匀采点,设定每隔 1 mm 进行一次采点,共采取 2601 个数据点。以天牛须-鱼群优化算法对 MACT-MI 的矩阵式线圈进行设计,其具体流程如图 7-8 所示,具体步骤为:

步骤一:设定矩阵式线圈的结构参数,并在 COMSOL 中进行建模仿真,得出研究区域在未优化时的磁场分布,其中线圈的初始电流值和上下极板的初始距离为:$I_1 = 30$ A,$I_2 = 30$ A,$I_3 = 30$ A,$I_4 = 30$ A,$d = 100$ mm。

步骤二:初始化。将人工鱼群的种群个数设为 20,人工鱼的视觉距离为 2、步长为 1;初始化天牛质心 I_{di},初始化方向向量 $b = \text{rand}(5,1)/\|\text{rand}(5,1)\|$,设置天牛两须间的距离为 1,两须间的距离与步长之间的系数为 5,初始步长为 10,步长衰减因子为 0.95;最大迭代次数为 $n = 300$。

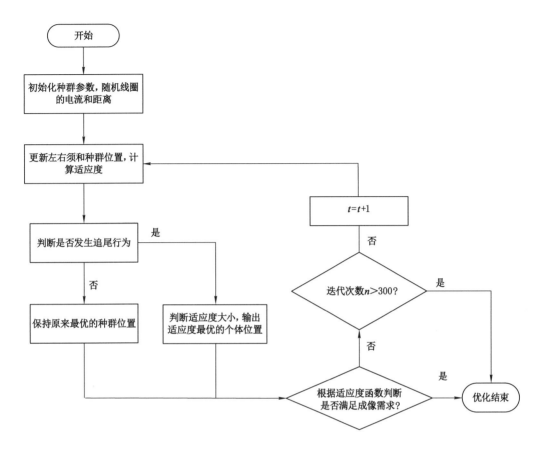

图 7-8　天牛须-鱼群优化算法流程图

步骤三：运用天牛须算法进行迭代计算，将每一只人工鱼等效为天牛，而后对群体的适应度和下一步位置进行更新。

$$\begin{cases} \boldsymbol{X}_{li}^{t} = \boldsymbol{X}_{i}^{t} - \dfrac{s \times b}{2} \\[2mm] \boldsymbol{X}_{ri}^{t} = \boldsymbol{X}_{i}^{t} + \dfrac{s \times b}{2} \\[2mm] F_{\text{right}} = \text{Fitness}(X_{ri}^{t}) \\[2mm] F_{\text{left}} = \text{Fitness}(X_{li}^{t}) \end{cases} \tag{7-8}$$

$$\boldsymbol{X}_{i}^{t} = \boldsymbol{X}_{i}^{t-1} + \delta_{i} \times b \times (F_{\text{right}} - F_{\text{left}}) \tag{7-9}$$

其中，$\boldsymbol{X}_{i}^{t} = (x_{i1}^{t}, x_{i2}^{t}, x_{i3}^{t}, x_{i4}^{t}, x_{i5}^{t})$，$x_{in}^{t}$ 表示在第 t 次迭代中，第 i 只天牛的第 n 个参数的优化值，$x_{i1}^{t} \sim x_{i4}^{t}$ 代表第 1～4 组线圈的电流值，x_{i5}^{t} 代表上下极板的距离。

I_{ldi}、I_{rdi} 分别是天牛、天牛左须和天牛右须在第 i 次迭代时左右须空间位置；s 为天牛两须之间的距离；b 为天牛须的方向向量；δ_{i} 为步长衰减因子。

步骤四：运用鱼群算法的追尾思想对天牛群的位置进行更新。

$$\boldsymbol{X}_{inext}^{t} = \boldsymbol{X}_{i}^{t} + \text{rand}() \times \text{step} \times \dfrac{\boldsymbol{X}_{ij}^{t} - \boldsymbol{X}_{i}^{t}}{\boldsymbol{X}_{ij}^{t} - \boldsymbol{X}_{i}^{t}} \tag{7-10}$$

其中，rand() 为随机函数，产生 0 到 1 之间的随机数；Step 为步长，在这里设为 1；X_{ij}^{t} 为种群个体在视觉范围内不太拥挤且食物浓度最高的个体。

步骤五:如果当前迭代次数 $t=300$,或适应度小于设定值,结束迭代过程;若不满足,则迭代次数 $t=t+1$,返回步骤三继续迭代。

7.4 矩阵式线圈优化结果及分析

本书采用天牛须-鱼群优化算法,以 0.1 T/m 为目标梯度磁场,对矩阵式梯度线圈系统进行优化设计,其适应度函数随迭代次数的变化情况如图 7-9 所示,在第 42 次迭代时适应度函数小于设定值,迭代结束完成矩阵式梯度线圈系统优化,最终得到优化后的线圈电流以及结构参数和适应度函数值如表 7-1 所示。

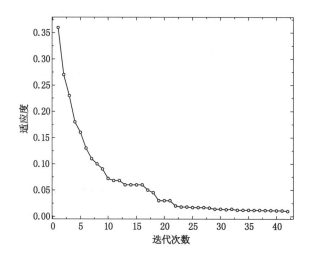

图 7-9 适应度函数随迭代次数的变化情况

表 7-1 优化结果

I_1/A	I_2/A	I_3/A	I_4/A	d/mm	Fitness
42.635	53.618	−41.126	−28.364	88.238	0.009 6

根据矩阵式线圈优化后的电流值以及上下极板的间距 d,利用 COMSOL 软件计算矩阵式线圈和麦克斯韦线圈在电流激励下在成像区域产生的梯度磁场,如图 7-10 所示,其中麦克斯韦线圈中的激励电流为 182.14 A。

梯度磁场的均匀性要以非均匀性值 δ 来度量,其中[4]

$$\delta = \frac{\left| \dfrac{\partial B_z}{\partial z} - B_{zset} \right|}{B_{zset}} \tag{7-11}$$

当 δ 小于 1% 时,磁场具有较好的均匀度,因此设定 δ 小于 1% 的区域为满足 MACT-MI 需求的区域,麦克斯韦线圈和矩阵式线圈在成像区域 xoz 截面上满足成像需求的区域如图 7-11 所示,麦克斯韦线圈满足 MACT-MI 需求的区域明显小于本书设计的矩阵式梯度线圈。

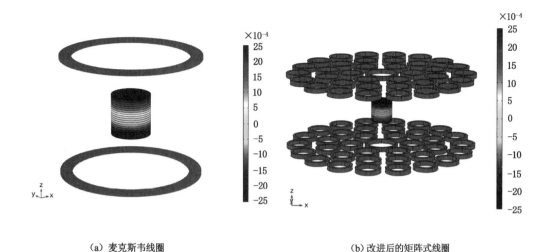

（a）麦克斯韦线圈　　　　　　　　　　　（b）改进后的矩阵式线圈

图 7-10　成像区域的梯度磁场

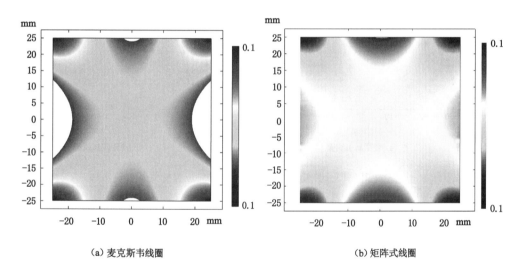

（a）麦克斯韦线圈　　　　　　　　　　　（b）矩阵式线圈

图 7-11　满足 MACT-MI 成像需求的区域

　　进一步地，为了研究两种梯度系统激励下梯度磁场随空间的变化规律，如图 7-12 所示，在 xoz 截面上取 5 条长度为 60 mm，间距为 5 mm 的截线作为参考线，并绘制出梯度磁场随空间位置的变化曲线。其结如图 7-13 所示，图 7-13（a）中麦克斯韦线圈在成像区域的梯度磁场均匀性明显低于图 7-13（b）中的矩阵式梯度线圈系统，因此，本书采用天牛须-鱼群优化算法所设计的矩阵式梯度磁场系统，无论是满足成像需求的区域还是梯度磁场均匀度都高于麦克斯韦线圈，并且所有线圈中的最大电流值不超过 60 A，验证了矩阵式线圈的正确性及优越性。

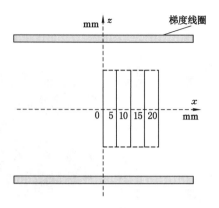

图 7-12　梯度线圈参考线位置示意图

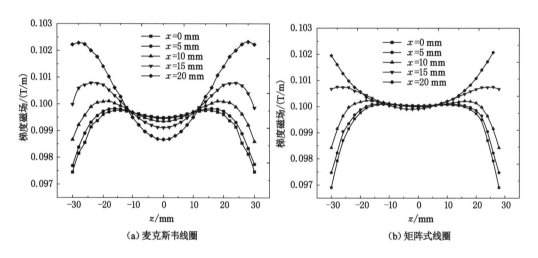

（a）麦克斯韦线圈　　　　　　　　　　（b）矩阵式线圈

图 7-13　参考线上梯度磁场与空间位置的关系

7.5　本章小结

　　为降低激励源幅值，提高声压信号的稳定性，本章综述了梯度线圈的设计方法，得出矩阵式线圈是目前最适用于 MACT-MI 的梯度线圈，对比研究了矩阵式线圈的结构，采用天牛须-鱼群算法对矩阵式线圈进行优化设计，并将其与传统 MACT-MI 所用的麦克斯韦线圈进行对比，结果表明：运用天牛须-鱼群算法设计的矩阵式线圈，其满足成像的区域和梯度磁场均匀度都高于麦克斯韦线圈，并且所有线圈中的最大电流值不超过 60 A，能够解决麦克斯韦线圈激励电流过大、梯度磁场不均匀的问题。

参考文献

[1]　SHI X Y，LIU G Q，YAN X H，et al. Simulation research on magneto-acoustic concentration tomography of magnetic nanoparticles with magnetic induction［J］.

Computers in Biology and Medicine,2020,119:103653.

［2］王静,周荷琴.永磁型 MRI 梯度线圈设计方法［J］.中国医疗器械杂志,2009,33(3)：188-192.

［3］周磊,董学育,孙飞.基于改进人工鱼群算法的微电网经济调度［J］.供用电,2019,36(12):62-68.

［4］徐雪原.平面式梯度线圈系统的设计与优化［D］.合肥:合肥工业大学,2018.

第 8 章　磁体系统的电磁场声场正问题仿真研究

MACT-MI 的成像原理已经在 2.2 节和 2.3 节进行了分析，由于 MACT-MI 的数学模型较为复杂，本章主要采用数值仿真的方法对 MACT-MI 的电磁场特性和声场特性进行分析，利用 COMSOL 软件建立具有一定电磁学和声学特性的 MNPs 标记生物组织模型，以第 6 章设计的双磁环永磁体作为 MACT-MI 的磁体系统，以第 7 章设计的矩阵式线圈作为 MACT-MI 的梯度磁场激励单元，对电磁场和声场进行耦合求解，并将得出的结果与传统的 MACT-MI 相对比，同时在生物组织中构建 MNPs 浓度渐变模型，研究了在磁体系统和矩阵式线圈激励下渐变浓度对 MACT-MI 成像过程的影响。

8.1　仿真模型

在 MACT-MI 中，主要包括梯度磁场激励系统、恒定磁场系统、成像目标和磁声信号接收系统四个部分，比传统的 MACT-MI 多了恒定磁场系统。在 COMSOL 仿真过程中，梯度磁场激励系统和恒定磁场系统主要涉及磁场模块，成像目标主要涉及成像目标的几何形状、磁场特性和声场特性，磁声信号接收系统主要涉及声场模块。其中，MNPs 的几何形状设置为球型，以朗之万函数来描述 MNPs 的磁化特性，生物组织的几何外形设置为圆柱形。同时，由于第 6 章的双磁环磁体系统在成像区域均匀度较高且在该区域中有且只有单一分量，故在进行电-磁-声多物理场耦合时，可以将磁体系统产生的磁场以常数代入。

为了与传统 MACT-MI 对比，在本章首先构建了单麦克斯韦线圈和麦克斯韦线圈-双磁环永磁体两种磁场激励模型，如图 8-1 所示，当仿真中含有磁体系统时，MNPs 周围的磁场由磁体系统和梯度线圈共同提供，其磁感应强度 z 分量 B_z 为 $B_0 + B_{z1}$，其中，B_0 为双磁环永磁体系统提供的恒定磁场分量，B_{z1} 为梯度线圈提供的时变磁场分量。

麦克斯韦线圈的材料为金属铜，其结构参数如表 8-1 所示，麦克斯韦线圈的上下两个线圈中通以大小相等方向相反的窄脉冲电流激励，应满足在电流波形下降到零时刻时无反极性震荡[37]，故设定激励电流为正弦衰减截断波信号 $I_s(t) = 3\,850\mathrm{e}^{-5\,000\,000t}\sin(10^5\pi t)$，通入电流的时间特性如图 8-2 所示，电流在 $0.2\,\mu\mathrm{s}$ 附近达到峰值，且持续时间为 $2\,\mu\mathrm{s}$。图 8-1(a) 中，成像区域的磁场由麦克斯韦线圈和双磁环永磁体共同产生，图 8-1(b) 中，成像区域的磁场仅由麦克斯韦线圈产生，对两种激励方式进行电磁场对比仿真。

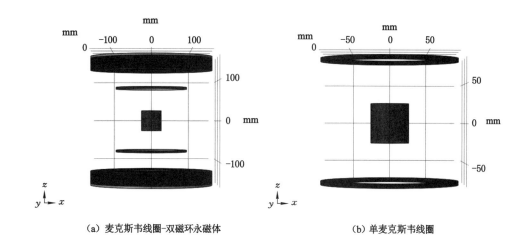

（a）麦克斯韦线圈-双磁环永磁体　　　　　　　（b）单麦克斯韦线圈

图 8-1　磁场激励模型

表 8-1　麦克斯韦线圈的结构参数

外径/mm	内径/mm	宽度/mm	高度/mm	匝数/mm	厚度/mm
175	145	15	4	10	1.5

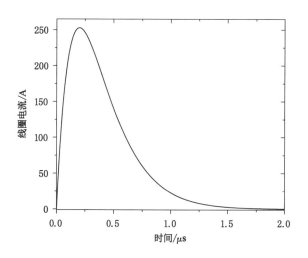

图 8-2　麦克斯韦线圈的激励电流

　　利用 COMSOL 建立三维生物组织模型，如图 8-3 所示，以超声换能器内部的圆柱形区域模拟生物组织，且忽略生物组织的磁属性，设置相对磁导率为 1。其中，生物组织的高为 50 mm，底面半径为 25 mm。以圆柱体内部的球形结构模拟生物组织内部的 MNP 集群，并且 MNPS 的参数取自水溶性超顺磁性纳米颗粒 EMG304（Ferrotec（USA）Corporation），其规格如表 8-2 所示[1]。

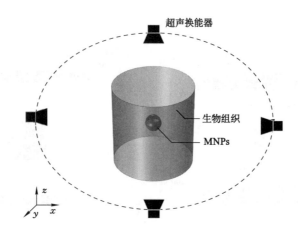

图 8-3　生物组织模型

表 8-2　EMG 304 规格

参数	数值
粒径 d/nm	10
密度 D/(kg/m³)	1.24×10^3
体积分数 c	4.5%vol
磁化率 χ	5.03
饱和磁化强度 M_s/(A/m)	2.75×10^5
磁矩 m/(A·m²)	1.45×10^{-19}
数量浓度 N/mL	2.1×10^{20}

注：$m = \pi d^3 M_s / 6$；$N = D c N_A / M_{Fe_2O_3}$。

为进一步研究在矩阵式线圈激励下 MACT-MI 成的物理过程,本章建立如图 8-4 所示矩阵式线圈-双磁环永磁体磁场激励模型,对其进行瞬时求解,并与图 8-1(a)所示的麦克斯韦线圈-双磁环永磁体进行磁力和声压分布对比。以矩阵式线圈作为梯度磁场激励系统时,成像区域的磁场由多对线圈产生,在线圈中通入的脉冲电流,同样要满足在电流波形下降到零时刻时无反极性振荡,因此,矩阵式线圈通入电流的时间特性与麦克斯韦线圈电流波形类似,如图 8-5 所示,电流均在 0.2 μs 附近达到峰值,且持续时间为 2 μs。目前对于 MACT-MI 的研究是在 0.1 T/m～0.3 T/m 的梯度磁场下进行的,而电流与磁场呈线性相关,为了保证一定的裕度,取激励电流的电流峰值为优化结果的 3.5 倍。

由公式(2-10)和(2-15)可知,MNPs 的浓度是影响磁力的一个重要因素,如果不对MNPs 的浓度进行限制,理论上浓度越大成像效果越好,但是考虑到实际 MACT-MI 最终的应用场合为活体实验,如果粒子溶液浓度过大会严重影响肾脏功能,因此在实际使用时粒子的浓度不能过高。EMG 304 溶液的铁含量已经超过了 FDA 所批准的铁含量,在实验时需要将其稀释,故在仿真中设定 MNPs 浓度为 1×10^{16}/mL。

由公式(2-5)可知,MNPs 的磁化特性与外部磁场之间的关系不是线性的,而是呈现非线性的朗之万函数,当磁场从零开始增加时,MNPs 的磁化强度随磁场的增大而急剧增加,

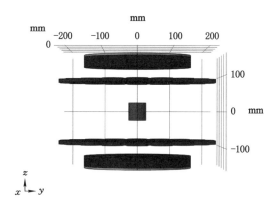

图 8-4　矩阵式线圈-双磁环永磁体磁场激励模型

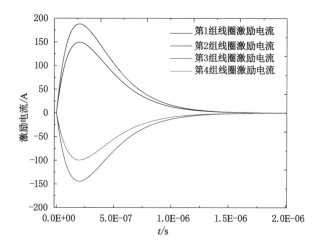

图 8-5　矩阵式线圈的电流激励

当磁场增加到饱和磁场强度 H_s 时,MNPs 的磁化强度基本不随磁场的增加而增加,此时 MNPs 的磁化强度趋于饱和。一般将饱和磁场强度定义为 MNPs 溶液磁化强度达到饱和磁化强度 80% 时的场强,此时 $L(\alpha)$ 中的 α 为 5,饱和磁场强度的表达式为:

$$H_s = \frac{\alpha k T}{\mu_0 m} \tag{8-1}$$

按照表 8-2 中 EMG 304 的参数进行计算,可得该样品的饱和磁场强度 $H_s \approx 1.18 \times 10^5$ A/m,当磁体系统在成像区域产生的磁场强度高于 1.18×10^5 A/m 时,采用公式(2-15)计算 MNPs 所受磁力,当磁体系统在成像区域产生的磁场强度低于 1.18×10^5 A/m 时,采用公式(2-10)计算 MNPs 所受磁力。

8.2　电磁场分析

在本节首先利用 COMSOL 多物理场数值分析软件求解麦克斯韦线圈-双磁环永磁体在成像区域产生的磁场,并与仅以麦克斯韦线圈作为磁场激励系统时进行对比。由于麦克斯韦线圈中心点附近的磁场为零,故将 MNPs 集群中心置于(0,15),而麦克斯韦线圈-双磁环永磁体构成的磁场激励系统不存在零磁场点故将 MNPs 集群中心置于(0,0)。两种磁场激励系统在成像区域产生的磁场分布如图 8-6 所示,图 8-6(a)中麦克斯韦线圈-双磁环永磁体在 MNPs 集群产生的磁感应强度约为 0.12 T,而图 8-6(b)中 MNPs 集群附近的磁场仅由麦克斯韦线圈产生,磁感应强度约为 0.009 T。

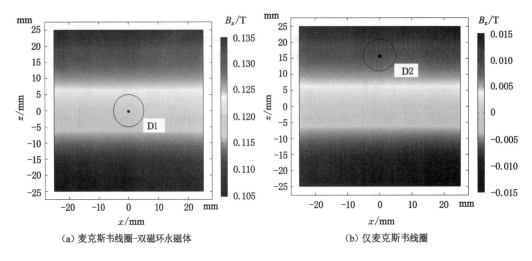

(a) 麦克斯韦线圈-双磁环永磁体　　　　　　(b) 仅麦克斯韦线圈

图 8-6　磁场激励系统在成像区域产生的磁感应强度 z 分量

　　麦克斯韦线圈-双磁环永磁体在成像区域产生的磁场强度约为 9.5×10^5 A/m,已经使 EMG 304 样品达到饱和,故用公式(2-15)计算 MNPs 所受磁力。单麦克斯韦线圈在成像区域产生的磁场强度约为 7.2×10^3 A/m,无法使 EMG 304 样品达到饱和,故用公式(2-10)计算 MNPs 所受磁力。在 0.5 μs 时,成像区域的磁力分布如图 8-7 所示,磁力只存在于被 MNPs 标记的生物组织,这是因为 MNPs 具有较大磁化率,在磁场激励下受到更大的磁力;图 8-7(a)图的 MNPs 所受磁力分布较为均匀,大小基本一致,而图 8-7(b)图磁力分布略微不均匀,这是由于麦克斯韦线圈产生的磁场为线性梯度场。取 MNPs 集群中心处的 D1 和 D2 点,观察两种磁场激励系统作用下 MNPs 的磁力随时间的变化趋势,其结果如图 8-8 所示。麦克斯韦线圈激励下的磁力明显小于麦克斯韦线圈与永磁体共同作用下的磁力,验证了 MACT-MI 成像新方法的正确性及优越性。

　　钕铁硼表面的磁感应强度为 1.4～1.45 T,双磁环永磁体可在成像区域内产生 0.115～0.125 T 的磁感应强度,为了清晰地得出磁力随成像区域磁场的变化规律,使用多物理场数值仿真软件 COMSOL 中的参数化扫描功能,将钕铁硼永磁体表面的磁感应强度设为可变参数,在 1.4～1.45 T 范围内进行参数化扫描,其中步长设定为 0.002 5 T,共进行了 20 次计算,分别计算出成像区域的磁场和磁力大小。其中,成像区域磁场和磁力的参考点选为图 8-7 中的 D1 点。MNPs 所受磁力与 MNPs 周围磁场的关系如图 8-9 所示,MNPs 所受磁力与外磁场的磁感应强度呈正相关,但 MNPs 所受磁力的增长趋势逐渐减缓且数值变化不大,这是由于永磁体和麦克斯韦线圈组成的磁场激励系统使得 MNPs 接近饱和状态,以至于 $L(\alpha)$ 的增长趋势逐渐减缓。

　　而后本节根据公式(2-10),利用 COMSOL 软件计算了矩阵式线圈-双磁环永磁体在脉

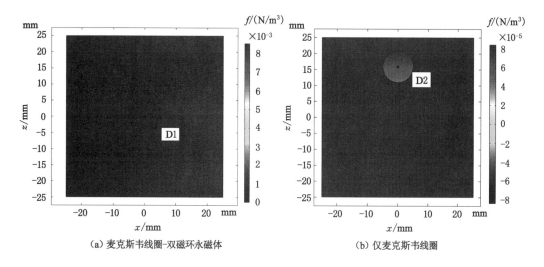

（a）麦克斯韦线圈-双磁环永磁体　　　　　（b）仅麦克斯韦线圈

图 8-7　0.5 μs 时的磁力分布

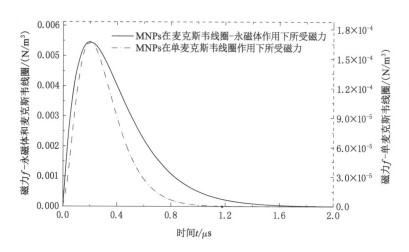

图 8-8　磁力对比

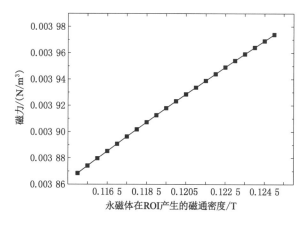

图 8-9　磁力随永磁体表面磁感应强度的变化

冲电流激励下产生的磁场力,同时将计算结果与麦克斯韦线圈-双磁环永磁体相对比。如图 8-10 所示,两种磁场激励系统在 $0.5~\mu s$ 时,成像区域受到的磁力数值大致相等且均集中在被 MNPs 标记的生物组织上。为清晰观测两种磁场激励系统作用下 MNPs 所受到磁力随空间位置的变化曲线,如图 8-11 所示,取截线 AB 并绘制出磁感应强度 z 分量曲线,其中,A 点坐标为 $(0,0,-25)$,B 点坐标为 $(0,0,25)$,单位为 mm。由此可得,在两种磁场激励系统作用下成像区域的磁力分布大致相同,但在矩阵式线圈-双磁环永磁体的作用下 MNPs 及附近生物组织所受磁力要更加均匀,可以产生更加稳定的声压信号,更有利于成像。图 8-11 中 MNPs 集群附近的磁力出现了部分扭曲,这是由于设定 MNPs 为均匀浓度,在集群边界处出现了浓度突变,进而造成了磁力分布扭曲。

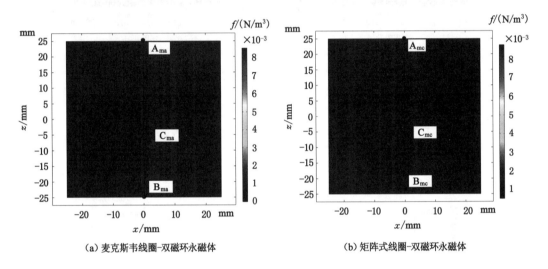

(a) 麦克斯韦线圈-双磁环永磁体   (b) 矩阵式线圈-双磁环永磁体

图 8-10 $0.5~\mu s$ 时的磁力分布

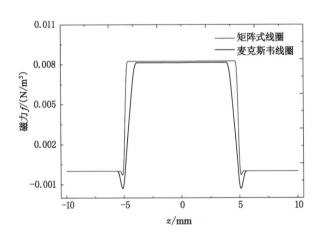

图 8-11   截线 AB 上的磁力分布

在实际的生物组织中,MNPs 的浓度分布并不是突变的,而是弥散渐变的,基于此本书建立了 MNPs 浓度渐变模型,设定浓度渐变模型和均匀浓度模型中的 MNPs 平均浓度相

同,即:

$$\frac{\iiint\limits_{\Omega} F(x,y,z)\mathrm{d}V}{V} = N \tag{8-2}$$

其中,N 为均匀浓度模型中的 MNPs 浓度,$F(x,y,z)$ 为浓度渐变模型中的 MNPs 浓度分布公式。

渐变模型中 MNPs 浓度沿着径向变化,可表示为:

$$F(x,y,z) = \begin{cases} (-\sqrt{z^2+x^2+y^2}+5)\times 7.634\times 10^{15}, 9 < z^2+x^2+y^2 \leqslant 25 \\ 2\times 7.634\times 10^{15}, z^2+x^2+y^2 \leqslant 9 \\ 0, z^2+x^2+y^2 > 25 \end{cases} \tag{8-3}$$

式中,x、y 和 z 为笛卡儿坐标系下的 x、y、z 坐标分量,mm;系数为 7.634×10^{15},这是由于在两种模型中设定 MNPs 的平均浓度相同。

本书所建立的 $F(x,y,z)$ 在 xoz 截面上的分布特性如图 8-12 所示,在模型设定的空间区域内连续变化、平均值为 N、渐变区域宽度为 r_d。按公式(8-3)所设定的浓度渐变模型进行电磁场求解,研究区域的磁力分布如图 8-13 所示,MNPs 集群附近的磁力分布均匀,无明显畸变且磁力在集群中呈现出渐变分布,这也这也符合式(2-10)所揭示的数学关系。

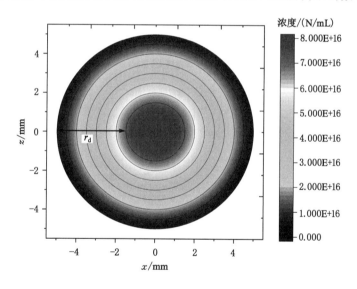

图 8-12　MNPs 的渐变浓度分布

为了研究 MNPs 所受磁力与渐变区域宽度的关系规律,取图 8-13 中的点 $C_g(0,0,0)$ 作为观测点,根据所建立的浓度渐变模型,在半径为 5 mm 的 MNPs 球型集群内,将 r_d 分别设为 0 mm、1 mm、2 mm、3 mm 和 4 mm,计算该点处的磁力随时间变化趋势并进行对比,其结果如图 8-14 所示,MNPs 所受磁力与渐变区域的宽度呈正相关,这是由于在 MNPs 平均浓度相同的条件下,渐变区域越宽,均匀区域的 MNPs 浓度越大,在外部磁场作用下会受到更大的磁力。

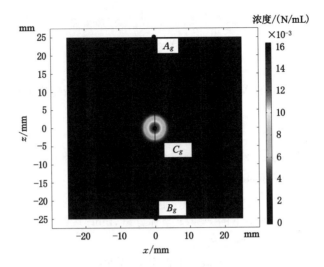

图 8-13　渐变浓度模型在成像区域的磁力分布

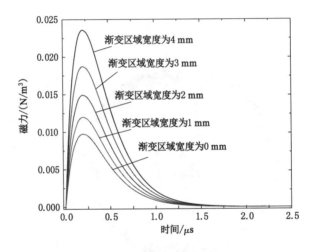

图 8-14　磁力随渐变区域宽度的变化

8.3　声场分析

MACT-MI 的声场分析是以第 8.2 节的电磁场分析为基础,将之前求解的磁场参数代入到 COMSOL 声学模块中,其中 MNPs 可以等效为声偶极子,将其在声学模块中设为偶极域源,并以电磁场分析中得到的磁力 f 作为偶极源。在初始条件下,成像区域内部的声压为 0,因此设置初始值为 0。由于生物组织大多由水组成,可以近似为流体,因此可以假定为声学均匀条件,同时设定声速为 1 500 m/s,密度为 1 000 kg/m³。在声场模块中,代入密度和声速等相关参数,根据电磁场分析中的磁力仿真结果,进行电-磁-声多物理场耦合求解,研究 MNPs 产生的声场时空特性并进行对比。

由于麦克斯韦线圈-双磁环永磁体和矩阵式线圈-双磁环永磁体在成像区域产生的磁场

和磁力差别不大,因此在本节只需要对单麦克斯韦线圈和矩阵式线圈-双磁环永磁体磁场激励系统在脉冲电流激励下产生的声压进行对比,在 $t=1~\mu\mathrm{s}$ 时,两种情况下的声压分布如图 8-15 所示,图 8-15(a)中 MNPs 集群上下边缘声压明显,z 方向上声压分布较为均匀,且由于偶极声源特性,声压对称分布,方向相反;图 8-15(b)的声压分布与图 8-15(a)大致相同,只是声压信号较为微弱。

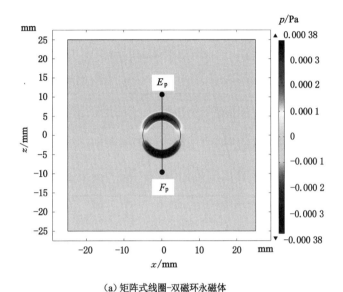

（a）矩阵式线圈-双磁环永磁体

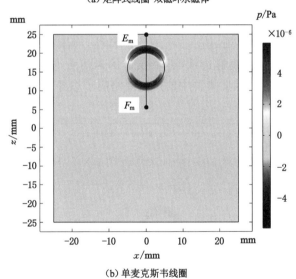

（b）单麦克斯韦线圈

图 8-15　$t=1~\mu\mathrm{s}$ 时的声压分布

　　为了研究在两种磁场激励系统激励下声压与位置的变化规律,分别取图 8-15 所示的截线 $E_\mathrm{p}F_\mathrm{p}$ 和 $E_\mathrm{m}F_\mathrm{m}$,并绘制出 $1~\mu\mathrm{s}$ 时声压随空间位置的变化曲线,其结果如图 8-16 所示,其中,两种系统所取截线的起止点坐标分别为 $E_\mathrm{m}(0,0,25)$、$F_\mathrm{m}(0,0,5)$ 和 $E_\mathrm{p}(0,0,10)$、$F_\mathrm{p}(0,0,-10)$。在两种磁场激励系统的激励下,声压峰值均出现在 MNPs 集群边界处,峰值间距与集群直径相等；在矩阵式线圈-双磁环永磁体作用下，MNPs 集群上下边界声压方向相反，大小相等；仅有矩阵式线圈时，MNPs 集群上边缘处的声压略大于下边缘处的声压，这是由于在矩阵式线圈的作用下，成像区域附近产生的磁场为均匀梯度场。

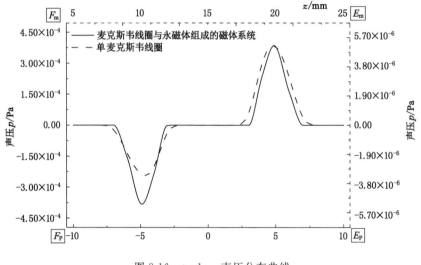

图 8-16　$t=1\ \mu s$ 声压分布曲线

　　根据浓度渐变模型电磁场部分的仿真结果，对其进行电磁-声耦合求解，并与均匀浓度模型进行对比。两种模型的声压分布如图 8-17 所示，在单 z 方向磁场激励下，浓度均匀模型的声压分布与浓度渐变模型的声压分布有着较为明显的区别，浓度均匀模型的声压主要集中在 MNPs 集群的上下边界处，且由于偶极声源特性，声压大小相等，方向相反。在浓度渐变模型中，声压不只分布在集群边缘，整个集群的声压分布较为均匀，且由于边界处的MNPs 浓度要低于内部浓度，因此集群中的声压要略高于边界处声压。

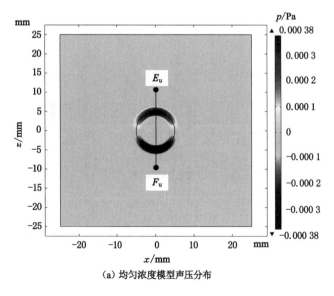

（a）均匀浓度模型声压分布

图 8-17　$t=1\ \mu s$ 声压分布

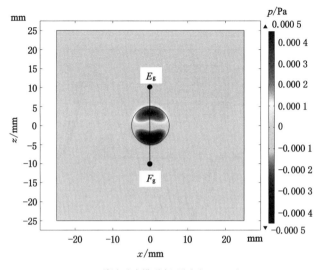

(b) 渐变浓度模型声压分布(r_d=3 mm)

图 8-17(续)

　　为了研究两种浓度分布模型下声压与空间位置的关系,分别取截线 E_uF_u 和 E_gF_g,并绘制出 $t=1\ \mu\mathrm{s}$ 时声压随空间位置的变化曲线,其结果如图 8-18 所示,其中截线的起止点坐标分别为 $E_u(0,0,-10)$、$F_u(0,0,10)$、$E_g(0,0,-10)$ 和 $F_g(0,0,10)$。对于均匀浓度模型,其上下边界处声压方向相反,声压峰值出现在边界处,峰值间距与集群直径相等;对于渐变浓度模型,其声压峰值出现在集群中内部渐变区域中心附近,究其原因,边界区域的 MNPs 浓度是渐变的,会导致声压波形变宽,波形中心即为渐变区域中心。

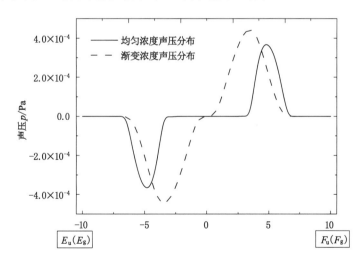

图 8-18　$t=1\ \mu\mathrm{s}$ 截线 EF 上的声压分布

　　进一步地,为了研究声压与渐变区域宽度的关系,根据所建立的浓度渐变模型,在平均浓度相同的条件下改变渐变区域的宽度,取图 8-17(b) 所示的截线 E_gF_g,并绘制出 $t=1\ \mu\mathrm{s}$ 时的声压分布曲线,其结果如图 8-19 所示。随着浓度渐变区域宽度的减小,声压峰值之间的间距越来越接近集群直径,集群中的声压分布越来越不均匀,这是由于边界区域的 MNPs 浓度是渐变的,会导致声压波形变宽,波形中心即为渐变区域中心。

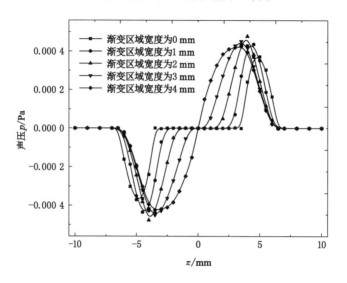

图 8-19　声压随渐变区域宽度的变化

更进一步地,为了研究声压与渐变模型浓度梯度的关系,在 r_d 相同的条件下,改变渐变区域两端浓度之差 ΔN,分别将 ΔN 设为 $1.0 \times 10^{15}/\text{mL}$、$1.5 \times 10^{15}/\text{mL}$、$2.0 \times 10^{15}/\text{mL}$、$2.5 \times 10^{15}/\text{mL}$ 和 $3.0 \times 10^{15}/\text{mL}$,计算截线 $E_g F_g$ 上的声压分布,结果如图 8-20 所示。在平均浓度相同的条件下,随着 r_d 的减小,声压峰值呈现出先增大后减小的趋势,在 r_d 相同的条件下,随着渐变区域浓度差值的增大,声压峰值逐渐增大。因此,在 MACT-MI 中,浓度渐变模型的声压峰值与渐变区域的浓度梯度成正比。

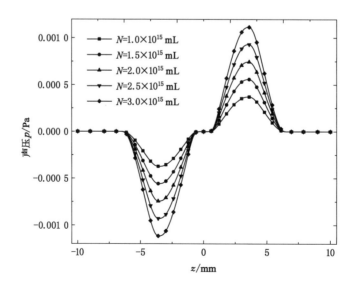

图 8-20　声压随 ΔN 的变化

8.4　本章小结

本章采用数值仿真的方法研究了 MACT-MI 的物理过程,通过电磁-声多物理场的耦合计算,得到了 MNPs 的磁力和声压的分布图,分析了比较在单麦克斯韦线圈、麦克斯韦线圈-双磁环永磁体和矩阵式线圈-双磁环永磁体激励下 MNPs 产生的磁力,同时基于实际生物组织环境中的 MNPs 分布,构建浓度渐变模型,研究了在磁体系统和矩阵式线圈激励下渐变浓度对 MACT-MI 成像过程的影响。研究结果表明:

(1) 当磁场激励系统含有永磁体时,在相同的激励条件下,MNPs 的磁化强度能大大增强,使 MNPs 受到更大的磁力、产生更强的声压,且磁力和永磁体的表面磁感应强度呈正相关。

(2) 相较于麦克斯韦线圈,在矩阵式线圈的作用下 MNPs 所受磁力要更加均匀,可以产生更加稳定的声压信号,更有利于成像,证明了矩阵式线圈-双磁环永磁体作为 MACT-MI 磁场激励系统的优越性。

(3) 在所设计的磁场激励系统的作用下,MNPs 产生的声压沿磁场方向上下对称分布且方向相反,浓度均匀模型的声压峰值出现在边界处,渐变浓度模型的声压峰值出现在渐变区域中心附近。

(4) MNPs 的磁力、声压与渐变区域宽度和渐变区域的浓度梯度有关,在渐变区域宽度不变的条件下,声压峰值与渐变区域两端的浓度梯度成正比,在平均浓度相同的条件下,MNPs 的磁力与渐变区域宽度呈正相关,且浓度渐变区域的宽度越小,声压的波形也就越窄,声压峰值之间的间距越来越接近集群直径,集群中的声压分布越来越不均匀。

参考文献

[1] YAN X H, PAN Y, CHEN W H, et al. Simulation research on the forward problem of magnetoacoustic concentration tomography for magnetic nanoparticles with magnetic induction in a saturation magnetization state [J]. Journal of Physics D: Applied Physics, 2021, 54(7): 075002.

第 9 章　逆问题理论

9.1　MACT-MI 的逆问题理论研究

MACT-MI 的逆问题主要分为两个部分，分别是声场逆问题和电磁场逆问题。声场逆问题是通过空间中的声场根据声学特性求解超顺磁性 MNPs 的磁力散度声源；电磁场逆问题是利用声场逆问题中得到的磁力散度声源求解交变磁场作用下的超顺磁性 MNPs 的浓度分布。

9.1.1　基于 Wiener 滤波反卷积复原原始声场

在研究 MACT-MI 的声场逆问题之前，首先需要根据超声换能器的脉冲响应复原原始声场。Wiener 滤波反卷积是利用平稳随机过程的相关特性和频谱特性对混有噪声的信号进行滤波的方法，可以在最小均方误差下得到最佳的原始声场值。利用超声换能器测量的磁声信号，通过 Wiener 滤波反卷积恢复出原始声场信号，之后利用该原始声场信号能够重建出 MNPs 浓度分布图像。

在 MACT-MI 系统中，磁声信号的获取如图 9-1 所示。超声换能器在 r 处，$|r-r'|/c$ 时刻超声换能器检测到的磁声信号 $w(r,t)$ 为

$$w(r,t) = p_1(r,t) * h(t) + \varepsilon(t) \tag{9-1}$$

式中，$*$ 表示卷积运算；$h(t)$ 为超声换能器的时域脉冲响应；$\varepsilon(t)$ 为噪声信号。

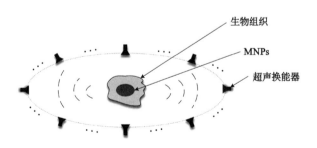

图 9-1　磁声信号获取

将式（9-1）进行时频变换，得到磁声信号的频域表达式为

$$W(r,\omega) = P_1(r,\omega) \cdot H(\omega) + \varepsilon(\omega) \tag{9-2}$$

其中，$W(r,\omega)$、$P_1(r,\omega)$、$H(\omega)$ 和 $\varepsilon(\omega)$ 分别为 $w(r,t)$、$p_1(r,t)$、$h(t)$ 和 $\varepsilon(t)$ 的傅立叶谱。

在 Wiener 滤波反卷积理论中，Wiener 滤波器可表示为

$$G(\omega) = \frac{H(\omega)}{|H(\omega)|^2 + M(\omega)} \tag{9-3}$$

其中，$M(\omega)$ 为一个与 $|H(\omega)|$ 变化趋势相反的函数，其作用是减小噪声的影响，$M(\omega)$ 表达式为

$$M(\omega) = \frac{1}{\beta \cdot H(\omega)} \tag{9-4}$$

式中，β 是一个乘数因子，用以匹配整个 $|H(\omega)|$ 周期内 $M(\omega)$ 的变化。

常数 β 具有一定的抑制噪声的作用，而且对反卷积效果有很大的影响。当磁声信号的信噪比较高时，不需要对噪声有很强的抑制，β 的取值较小，对反卷积的效果影响较小；而当磁声信号的信噪比较低时，β 要取较大值以达到抑制噪声的目的，此时 β 取值越大，对反卷积的效果影响越小，则反卷积效果越差。

在 MACT-MI 的逆问题研究中，基于最小均方差估计，存在噪声时，根据 Wiener 滤波反卷积理论，MACT-MI 系统中超声换能器处的原始声场可以通过 Wiener 滤波反卷积恢复

$$P_1(\boldsymbol{r},\omega) = W(\boldsymbol{r},\omega)G(\omega) = \frac{W(\boldsymbol{r},\omega)H(\omega)}{|H(\omega)|^2 + M(\omega)} \tag{9-5}$$

将式(9-5)进行时频变换得到原始声场的时域表达式为

$$p_1(\boldsymbol{r},t) = \mathrm{FFT}^{-1}\left(\frac{W(\boldsymbol{r},\omega)H(\omega)}{|H(\omega)|^2 + M(\omega)}\right) \tag{9-6}$$

其中，FFT^{-1} 为反傅立叶变换符号。根据式(9-6)，通过超声换能器测量的饱和磁化状态下 MACT-MI 的磁声信号 $w(\boldsymbol{r},t)$ 利用 Wiener 滤波反卷积可以得到饱和磁化状态下 MACT-MI 系统中超声换能器处的原始声场 $p_1(\boldsymbol{r},t)$。饱和磁化状态下 MACT-MI 的逆问题研究中，利用得到的原始声场能够重建出 MNPs 的浓度分布图像。

9.1.2　MACT-MI 逆问题理论研究

1. 时间反演法

不管是在各向同性还是各向异性的介质中，声压 $p(\boldsymbol{r},t)$ 的传播特性都可以由声压波动方程来描述。在一定频段内，认为声波在生物介质中衰减较小，可将生物组织看作是无损介质，则在无损介质中进行时间反演时，波动方程不会发生变化，假设声压传播过程中没有频域衰减，故时间反演法适用于生物组织的逆源分析。

在声场正向传播过程中，声源、初始条件和边界条件共同决定了声压波动方程的解 $p(\boldsymbol{r},t)$，在时间反演过程中，需调整初始条件来产生 $p(\boldsymbol{r},-t)$。若声源发射出的声压信号被超声换能器采集到，且在一定时间段 T_0 内被保存，随后把记录的信号按照先进后出的顺序发射出来，其与直接发射声压 $p(\boldsymbol{r},T_0-t)$ 等效，因此可以借助 $p(\boldsymbol{r},T_0-t)$ 来研究 $p(\boldsymbol{r},-t)$。

根据惠更斯原理，声场内的任何一点可以通过声源外一个闭合曲面上采集到的声压信号及其导数信息实现重建，即在移除初始声源后，将闭合曲面上的声压作为二次声源进行重发射，可以重建声场内任意一点声源的位置和幅值。利用闭合曲面上的声压信号进行重建，首先由声压波动方程的格林函数获得时间反演场中的格林函数，由此获得反演场中的波动方程解，最后利用闭合曲面上的声压求解时间反演场。

空间中声场分布满足的声压波动方程为

$$\nabla^2 p(\boldsymbol{r},t) - \frac{1}{c_s^2}\frac{\partial^2 p(\boldsymbol{r},t)}{\partial t^2} = q(\boldsymbol{r}_0,t) \tag{9-7}$$

式中，$q(\boldsymbol{r}_0,t)$ 表示声源项，持续时间为 $[0,T_s]$，已知测量面 $\sum$ 上的声压为

$$p(\boldsymbol{r},t)\mid_{\sum} = p_{\sum}(\boldsymbol{r}_d,t), \boldsymbol{r}_d \in \sum \tag{9-8}$$

根据格林函数得到空间中声场可表示为

$$p(\boldsymbol{r},t) = \int_0^{T_s}\mathrm{d}t_0 \int_{\sum} q(\boldsymbol{r}_0,t)g_+(\boldsymbol{r},t\mid \boldsymbol{r}_0,t_0)\mathrm{d}\boldsymbol{r}_0 \tag{9-9}$$

其中，格林函数为 $g_\pm(\boldsymbol{r},t|\boldsymbol{r}_0,t_0)=\delta(t-t_0\mp|\boldsymbol{r}-\boldsymbol{r}_0|/c_s)/(4\pi|\boldsymbol{r}-\boldsymbol{r}_0|)$，包含了发散格林函数 g_+ 和汇聚格林函数 g_-。

正向传播的声场 $p_0(\boldsymbol{r},t)$ 在 T_0 时刻的时间反演场 $p_r(\boldsymbol{r},t)$ 定义为

$$p_r(\boldsymbol{r},T_0) = p_0(\boldsymbol{r},T_0), p'_r(\boldsymbol{r},T_0) = p'_0(\boldsymbol{r},T_0) \tag{9-10}$$

T_0 足够大，使得在 $r\in R, t\geqslant T_0$ 时，$p_0(\boldsymbol{r},t)=0$。则 $p_r(\boldsymbol{r},t)$ 能通过 T_0 时的初始条件唯一地确定。将声场在 t 时刻进行反演，反演场可以表示为 $p_r(\boldsymbol{r},\hat{t})$，其中 $\hat{t}=2T_0-t$。

对于点源 $\delta(r-r_0)(t-t_0)$，可获得反演场的格林函数

$$g_r(\boldsymbol{r},t\mid \boldsymbol{r}_0,t_0) = g_-(\boldsymbol{r},t\mid \boldsymbol{r}_0,\hat{t}_0) - g_+(\boldsymbol{r},t\mid \boldsymbol{r}_0,\hat{t}_0), t\geqslant T_0 \tag{9-11}$$

结合(9-9)和(9-11)得到任意声源 $q(\boldsymbol{r}_0,t)$ 的反演场的声压波动方程解

$$p_r(\boldsymbol{r},t) = \int_0^{T_s}\mathrm{d}t_0 \int_{\sum}\mathrm{d}\boldsymbol{r}_0 q(\boldsymbol{r}_0,t_0)g_r(\boldsymbol{r},t\mid \boldsymbol{r}_0,t_0) \tag{9-12}$$

由格林函数特性，可进一步推导反演场

$$p_r(\boldsymbol{r}_d,t) = p_0(\boldsymbol{r}_d,2T_0-t) + p_{\mathrm{div}}(\boldsymbol{r}_d,t) \tag{9-13}$$

其中 $p_{\mathrm{div}}(\boldsymbol{r}_d,t) = -\int_{2T_0-T_s}^{2T_0}\mathrm{d}t_0\int_{\sum}\mathrm{d}\boldsymbol{r}_0 q(\boldsymbol{r}_0,\hat{t}_0)g_+(\boldsymbol{r}_d,t\mid \boldsymbol{r}_0,\hat{t}_0)$。

在点源模型中，发散部分 $p_{\mathrm{div}}(\boldsymbol{r}_d,t)$ 在正向声场中没有对应项，在一般的正向声场中检测不到，可证明，一定时间之前的 $p_r(\boldsymbol{r}_d,t)$ 能通过正向声场 $p_0(\boldsymbol{r}_d,t)$ 表示

$$p_r(r,t) = -\int_{T_0}^{t^+}\mathrm{d}t_0\iint_{\sum}\mathrm{d}S_d p_0(\boldsymbol{r}_d,\hat{t}_0)\frac{\partial g_1(r,t/r_d,t_0)}{\partial n} \tag{9-14}$$

由上式可知，闭合曲面的反演场可以利用闭合面上的声压求得，相当于声源产生的正向声压，在闭合面上反射之后产生的。进一步进行矢量变化和近似处理，可以推导出

$$p_r(r,t) \approx \frac{1}{2\pi}\iint_{\sum}\mathrm{d}S_d\frac{n\cdot(\boldsymbol{r}_d-r)}{|r-\boldsymbol{r}_d|^2}\left[\frac{p_0(\boldsymbol{r}_d,t_{rd})}{|r-\boldsymbol{r}_d|} - \frac{p'_0(\boldsymbol{r}_d,t_{rd})}{c_s}\right] \tag{9-15}$$

其中 $t_{rd}=2T_0-t+|r-\boldsymbol{r}_d|/c_s$，通过上式利用闭合曲面上的声压信号求解闭合曲面内部的反演声场。

对于磁性纳米粒子受到脉冲力可以表示为 $\boldsymbol{f}=\boldsymbol{f}(r)\delta(t)$，声源项 $\boldsymbol{q}(r,t)=\nabla\cdot\boldsymbol{f}(r,t)$，对波动方程(9-7)两侧在时间域 $(-\infty,0^+)$ 上积分，0^+ 为无限小的正实数，可以得到

$$-\frac{1}{c_s^2}\frac{\partial_{pr}}{\partial t}\mid t=0+=\nabla\cdot\boldsymbol{f}(r,t) \tag{9-16}$$

通过计算 $-\frac{1}{c_s^2}\frac{\partial p_r}{\partial t}\Big|_{t=0^+}$ 能够重建出声源项 $\nabla\cdot\boldsymbol{f}(r,t)$，利用样本周围闭合曲面上的声压信号，结合(9-15)，可以得到反演场的一阶时间导数

$$p'_r(r_0,t) \approx \frac{1}{2\pi c_s} \iint\limits_{\Sigma} \mathrm{d}S_d \, \frac{n \cdot (r_d - r_0)}{|r_0 - r_d|^2} \left[\frac{p_0(r_d,t_{rd})}{|r_0 - r_d|} - \frac{p''_0(r_d,t_{rd})}{c_s} \right] \tag{9-17}$$

当超声频率在 MH_z 级别时，积分中第一项远小于第二项，可以忽略，因此可以得到

$$p'_r(r_0,0^+) \approx \frac{1}{2\pi c_s} \iint\limits_{\Sigma} \mathrm{d}S_d \, \frac{n \cdot (r_d - r_0)}{|r_0 - r_d|^2} p''(r_d,|r_d - r_0|/c_s) \tag{9-18}$$

结合式(9-17)，可以得到声源项的重建公式

$$\nabla \cdot \boldsymbol{f}(\boldsymbol{r},t) \approx -\frac{1}{2\pi c_s^3} \iint\limits_{\Sigma} \mathrm{d}S_d \, \frac{n \cdot (r_d - r)}{|rd - r|^2} p''(r_d,|rd - r|/c_s) \tag{9-19}$$

2. 基于互易定理

互易定理是电磁学和声学中最重要的理论之一，它描述了两个场源之间能量的相互作用关系。在饱和磁化状态下 MACT-MI 中，实际过程是饱和磁化状态下的超顺磁性 MNPs 在外部磁场的作用下受磁力振动产生超声波，形成的超声波由成像体周围的超声换能器进行采集，满足的声压波动方程为式(9-7)。其互易过程如图 9-2 所示，互易过程中，由超声换能器发出声波，在成像目标体内形成声场分布，MNPs 会受到力的作用而振动。在生物医学成像中，超声换能器激励的声场可近似为点声源产生的声场，在 r' 处满足如下关系式：

$$\nabla^2 p_2(\boldsymbol{r}',t) - \frac{1}{c^2} \frac{\partial^2 p_2(\boldsymbol{r}',t)}{\partial t^2} = -\delta(\boldsymbol{r}' - \boldsymbol{r})\delta(t) \tag{9-20}$$

其中，$p_2(\boldsymbol{r}',t)$ 为互易过程的声压；$\delta(\boldsymbol{r}' - \boldsymbol{r})$ 为三维空间的 Dirac 函数；$\delta(t)$ 为时间维度上的 Dirac 函数。

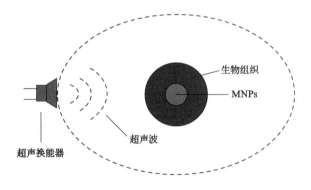

图 9-2　互易过程原理图

将式(9-7)两边同时与 $p_2(\boldsymbol{r}',t)$ 取卷积，并做傅立叶变换可得：

$$P_2(\boldsymbol{r}',\omega) \, \nabla^2 P_1(\boldsymbol{r}',\omega) + \frac{\omega^2}{c^2} P_1(\boldsymbol{r}',\omega) P_2(\boldsymbol{r}',\omega) = \nabla \cdot \widetilde{f}(\boldsymbol{r}',\omega) P_2(\boldsymbol{r}',\omega) \tag{9-21}$$

将式(9-20)两边同时与 $p_1(\boldsymbol{r}',t)$ 取卷积，并做傅立叶变换可得：

$$P_1(\boldsymbol{r}',\omega) \, \nabla^2 P_2(\boldsymbol{r}',\omega) + \frac{\omega^2}{c^2} P_1(\boldsymbol{r}',\omega) P_2(\boldsymbol{r}',\omega) = \delta(\boldsymbol{r}' - \boldsymbol{r}) P_1(\boldsymbol{r}',\omega) \tag{9-22}$$

将式(9-21)和式(9-22)相减可得：

$$\oint\limits_{\Omega} [P_2(\boldsymbol{r}',\omega) \, \nabla^2 P_1(\boldsymbol{r}',\omega) - P_1(\boldsymbol{r}',\omega) \, \nabla^2 P_2(\boldsymbol{r}',\omega)] \mathrm{d}r' =$$

$$\oint_{\Omega} [\nabla \cdot \tilde{f}(r',\omega) P_2(r',\omega) + \delta(r'-r) P_1(r',\omega)] dr' \tag{9-23}$$

其中，$P_2(r',\omega)$ 和 $\tilde{f}(r',\omega)$ 分别为 $p_2(r',t)$ 和 $f(r',t)$ 的傅立叶谱；Ω 为整个研究域。根据高斯定理，应用 $\nabla \cdot (\nabla u) = \nabla^2 u$ 和 $\nabla \cdot (u\mathbf{A}) = u \nabla \cdot \mathbf{A} + \nabla u \cdot \mathbf{A}$ 两个矢量恒等式，可将式（9-23）简化为

$$\oint_{\Omega} [-\nabla \cdot \tilde{f}(r',\omega) P_2(r',\omega)] dr' = \oint_{\Omega} [\delta(r-r') P_1(r',\omega)] dr' \tag{9-24}$$

将式（9-24）代入亥姆霍兹方程的格林函数解，并进行傅立叶反变换得到原始声场与磁力散度的关系式为：

$$p_1(\mathbf{r},t) = -\frac{1}{4\pi} \oint_{\Omega} [\nabla \cdot \mathbf{f}(r',t)] \frac{\delta\left(t-\dfrac{R}{c}\right)}{R} dr' \tag{9-25}$$

其中，$R = |\mathbf{r} - \mathbf{r}'|$。

9.2　逆问题声源重建理论适用性研究

成像体内磁力声源具有单向性是进行磁力散度的逆运算的前提，当声场以单方向磁力为声源的条件下时，通过前面时间反演法重建的磁力散度可以根据磁力单向特性进行散度逆运算。本节对浓度成像中矢量声源场重建算法的适用条件进行研究，即进行纳米粒子成像体内磁力的单向性研究。从电磁理论方面对磁力进行单向性研究，并且通过建立 COMSOL 数值仿真模型验证理论的分析。

9.2.1　理论分析

根据朗之万顺磁经典理论的电磁力声源与非饱和磁纳米粒子浓度的关系推导式

$$\mathbf{f}(\mathbf{r},t) = N(\mathbf{r})\, \frac{m_0^2}{3kT} B_1(\mathbf{r})\, \frac{\partial B_1(\mathbf{r})}{\partial y} s^2(t) \mathbf{e}_y \tag{9-26}$$

在理论层面证明磁力方向的单一性，本章设单方向为 y 方向，梯度磁场 $\mathbf{B}$ 方向为 $\mathbf{e}_y$，通过上式可知，磁力密度 $\mathbf{f}$ 与激励磁场 $\mathbf{B}$ 方向一致，根据麦克斯韦线圈特性可知，当成像体处于麦克斯韦线圈的中心位置时，成像区域的梯度磁场近似是单方向的，以下将通过 COMSOL 数值仿真验证。

9.2.2　仿真验证

通过建立仿真模型，研究仿真结果的磁力声源各方向分量分布情况，对浓度成像的磁力单向性进行验证。

为了验证成像体结构对成像体内磁力散度的影响，本章选取了以下三个有代表性的计算模型进行分析比较，设计如图 9-3 的轴对称旋转实验模型，其中麦克斯韦线圈对间距 150 mm，线圈半径 150 mm。需要说明的是，独立椭圆纳米粒子集群位置为麦克斯韦线圈间正中心垂直上方 8 mm，这是因为正中心梯度磁场磁通密度数值在零的邻域范围内，如果纳

米粒子集群区域处于这个范围,在逆问题成像研究中会出现无穷小除以无穷小的情况,采用将纳米粒子集群放置在麦克斯韦线圈正中心垂直上方区域,可以避开零点邻域范围,这能够避免计算产生重大误差,导致重建误差过大,此外还能保持磁力密度在目标区域的符号一致性。

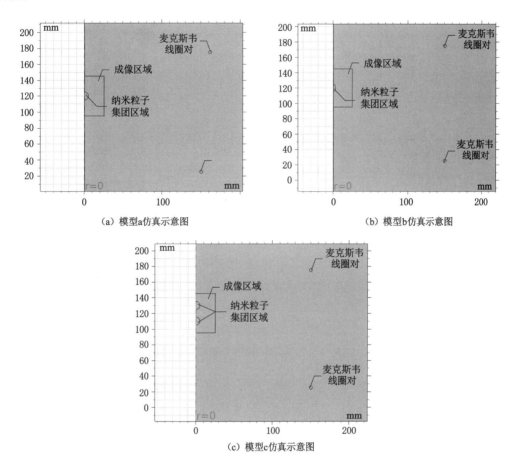

（a）模型a仿真示意图　　　　（b）模型b仿真示意图

（c）模型c仿真示意图

图 9-3　MACT-MI 仿真结构示意图

　　模型 a 是一个二维轴对称模型,由一个圆柱体和一个球体构成,圆柱直径为 50 mm,高 50 mm,球体的半径为 5 mm,里面的球体为成像体,外面的大圆柱体为背景区域;模型 b 也是二维轴对称模型,由一个圆柱体和一个椭球体构成,圆柱直径为 50 mm,高 50 mm,椭球体长短半径分别为 5 mm,3 mm,3 mm,里面的椭球体为成像体,外面的大圆柱体为背景区域;模型 c 是一个圆柱体的背景区域里面放置两个相同直径的同心球体,圆柱直径为 50 mm,高 50 mm,两圆球直径 5 mm,里面的两个球体为成像体,外面的大圆柱体为背景区域。

　　模型 a、b 中成像体中纳米粒子浓度为 1×10^{13} /mL,模型 c 中纳米粒子浓度图中上球为 1×10^{13} /mL,下球浓度 5×10^{13} /mL。成像体纳米粒子成像区域仿真参数模拟人体软组织:密度 1 016 kg/m³,声速 1 500 m/s;激励源电流源:$J = 2 \times 10^{13} \times e^{-5 \times 10^{6} t} \times \sin(2\pi \times 10^{6} t)$ 单位:A/m²,$t = 0 \sim 1 \times 10^{-4}$ s。

模型 a、模型 b、模型 c 柱坐标下 $t=10^{-7}$ s 时刻的磁力声源数据仿真如图 9-4 所示，此处柱坐标系 $r\text{-}\varphi\text{-}z$ 下的 z 轴与笛卡儿坐标系 $x\text{-}z\text{-}y$ 下的 y 轴方向一致。

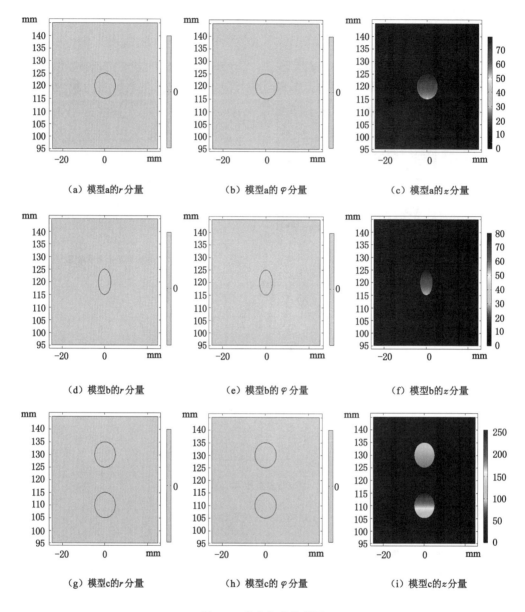

（a）模型 a 的 r 分量　　　　（b）模型 a 的 φ 分量　　　　（c）模型 a 的 z 分量

（d）模型 b 的 r 分量　　　　（e）模型 b 的 φ 分量　　　　（f）模型 b 的 z 分量

（g）模型 c 的 r 分量　　　　（h）模型 c 的 φ 分量　　　　（i）模型 c 的 z 分量

图 9-4　磁力密度仿真图

仿真计算结果图 9-4 所示，模型 a、模型 b、模型 c 的磁力密度 $\boldsymbol{f}$ 分布在柱坐标系的 r、φ 分量均为 0，而 z 分量不均为 0，对应笛卡儿坐标系的磁力密度 $\boldsymbol{f}$ 的 y 轴分量不全为 0。仿真结果证明了磁力密度分布的单向性，笛卡儿坐标系下单方向为 y 方向。为方便表达，在此声明，本章后续小节采用"浓度"简化表达磁纳米粒子的数量浓度 N，采用"磁力"简化表达磁纳米粒子的磁力密度 $\boldsymbol{f}$。

该节对磁力 $\boldsymbol{f}(\boldsymbol{r},t)$ 的单向性进行了研究证明，设磁力表达式 $\boldsymbol{f}(\boldsymbol{r},t)$ 为

$$\boldsymbol{f}(\boldsymbol{r},t) = f_y(\boldsymbol{r},t)\boldsymbol{e}_y \tag{9-27}$$

那么,有

$$\nabla \cdot \boldsymbol{f}(\boldsymbol{r},t) = \frac{\partial}{\partial y}f_y(\boldsymbol{r},t) \tag{9-28}$$

本章所述逆问题理论研究中的时间反演法将作为后续第 10 章和第 11 章构建声源项重建公式的理论依据,基于互易定理推导的声源重建公式将作为第 12 章系统矩阵构建的理论依据。

参考文献

[1] 许正阳.基于矩量法的磁声磁粒子浓度成像逆问题研究[D].阜新:辽宁工程技术大学,2021.

第 10 章　基于矩量法的磁声磁粒子浓度图像重建算法研究

　　磁声磁粒子浓度成像理论体系中图像重建算法的缺失限制了它的发展是本章的立足点,磁声磁粒子浓度成像技术是课题组在 2020 年提出的一种新型层析成像技术,该技术尚在发展阶段,虽然磁声磁粒子浓度成像理论已经有了研究框架,但其逆问题成像中关于算法实现研究还有待研究与深入。而矩量法是求解微、积分方程常用的数值方法。基于上述因素,本章将进行磁声磁粒子浓度成像图像重建算法研究,采用矩量法进行数据离散与算法设计,并根据性仿真数据进行 MAMPI 图像重建的方式,对图像重建算法的可行性进行证明。

10.1　矩量法基本概念

　　从数学上讲,在使用超声换能器采集了声场二阶导信号的条件下,如果要求解积分方程(9-19)中的声源磁力散度 $\nabla \cdot f(r,t)$ 分布,采取矩量法将积分方程转变成离散的矩阵方程进行求解计算是一个可行的方法。

　　矩量法是求解微、积分方程常用的数值方法,核心思想是将积分方程在定义域内离散化,变成矩阵方程,再利用一般矩阵方程的求解方法进行求解。在天线设计、电磁波计算等方面得到了广泛的应用,因此也可以用于波动场的求解。经典的本征函数法、瑞利变分法、伽辽金方法都与矩量法密切相关[1]。

　　对于线性规划问题

$$\sum_i a_i L(\chi_i) = \xi \tag{10-1}$$

　　设 χ 在定义域 L 中可以被展开为一组基函数 $\chi_1, \chi_2, \chi_3 \cdots$ 的线性组合,即

$$\chi = \sum_i a_i \chi_i \tag{10-2}$$

其中 a_i 是未知系数,χ_i 为基函数。要得到精确解,则 χ_i 通常是完备的且具有无穷维。取其近似解为

$$\sum_i a_i L(\chi_i) = \xi \tag{10-3}$$

　　如果设权函数的集合:$\omega_1, \omega_2, \omega_3 \cdots$,每个权函分别对(10-3)等式左右两端进行内积为

$$\sum_i a_i \langle \omega_j, L(\chi_i) \rangle = \langle \omega_j, \xi \rangle \tag{10-4}$$

　　那么方程(10-4)可以写成矩阵形式

$$\lambda \boldsymbol{\alpha} = \boldsymbol{\beta} \tag{10-5}$$

$$其中,\boldsymbol{\lambda} = \begin{bmatrix} \langle \omega_1, L(\chi_1) \rangle & \langle \omega_1, L(\chi_2) \rangle & \cdots & \langle \omega_1, L(\chi_n) \rangle \\ \langle \omega_2, L(\chi_1) \rangle & \langle \omega_2, L(\chi_2) \rangle & \cdots & \langle \omega_2, L(\chi_n) \rangle \\ \vdots & \vdots & \ddots & \vdots \\ \langle \omega_m, L(\chi_1) \rangle & \langle \omega_m, L(\chi_2) \rangle & \cdots & \langle \omega_m, L(\chi_n) \rangle \end{bmatrix}$$

$$\boldsymbol{\alpha} = \begin{bmatrix} a_1 & a_2 & \cdots & a_n \end{bmatrix}^T$$

$$\boldsymbol{\beta} = \begin{bmatrix} \langle \omega_1, \xi \rangle & \langle \omega_2, \xi \rangle & \cdots & \langle \omega_m, \xi \rangle \end{bmatrix}^T$$

如果矩阵 $\boldsymbol{\lambda}$ 是非奇异的,则可以同时对(10-5)等式左右两边均左乘上 $\boldsymbol{\lambda}^{-1}$ 求解出 $\boldsymbol{\alpha}$ 为

$$\boldsymbol{\alpha} = \boldsymbol{\lambda}^{-1} \boldsymbol{\beta} \tag{10-6}$$

在得到 $\boldsymbol{\alpha}$ 后,令矩阵 $\boldsymbol{X} = \begin{bmatrix} \chi_1 & \chi_2, & \cdots & \chi_n \end{bmatrix}$,则 χ 可写为

$$\chi = \boldsymbol{X}\boldsymbol{\alpha} = \boldsymbol{X}\boldsymbol{\lambda}^{-1}\boldsymbol{\beta} \tag{10-7}$$

在本章研究的磁声磁粒子浓度成像成像问题中采用矩量法时,选择恰当的基函数 χ_i 和权函数 ω_j 是基石。当选择的基函数形式和权函数形式一致,即 $\chi_i = \omega_j$ 时就是传统的伽辽金方法。在这里 χ_i 和 ω_j 自身之间应是线性无关的,当然也可以是正交的。不同的选取方式对于计算精度、计算消耗的时间、占用的内存以及最终逆矩阵求解的适定性都具有很大的影响。本章在逆问题重建算法中采用的是伽辽金方法确定基函数与权函数,二者均选用的是局部定义域的脉冲函数,由于定义域不同,后续中二者的表达形式略有不同,但二者函数形式相同,在此处提前说明。

在确定权函数时,关于波动场的逆问题研究中通常采用点匹配的方式。表现为选择一组特殊的点集替代定义域,使他们在进行问题研究时,满足方程(10-5)。也就是说选择权函数

$$\omega_j = \sum_{r_j \in S_j} \delta(\boldsymbol{r} - \boldsymbol{r}_j) \tag{10-8}$$

这里 S_j 是在定义域内第 j 次所选点的子集,$\boldsymbol{r}_j$ 表示子集 S_j 内的某一点。本章中选择的点集为网格划分的每个最小单位定义域(网格)的中心点,也就是说选择 $\boldsymbol{r}_j$ 为 S_j 中心点。

基函数 χ_i 的选择也是一个关键问题。一般来说,基函数可以分为全局基函数和局部基函数。全局基函数是指该函数在整个定义域内都是有定义的,常用的基函数有傅立叶基、小波基等,局部基函数是指 χ_i 仅在某个小区域内是有定义的,因此求得的系数 a_i 也只在对应的区域内是有意义的。常用的局部基函数有分段插值函数、有限元算法中的各类形函数等[2]。

综上所述,本章所研究的磁声磁粒子浓度成像图像重建问题,就变为求解闭合曲面定义域的时间反演积分方程(9-19),再根据矩量法的基本原理,推导该积分方程的离散格式。

10.2　重建算法研究

本节基于矩量法思想实现数据的离散化以及离散情况的磁声磁粒子浓度成像逆问题数值计算。浓度成像逆问题理论及算法研究包括磁性纳米粒子声源重建和磁性纳米粒子浓度重建模块,以及为实现以上模块的矩量法和前向差分法的离散化处理模块,如图 10-1 磁声

磁粒子浓度成像逆问题图像重建算法的示意图所示。

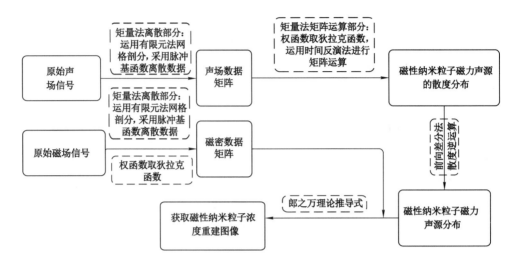

图 10-1　逆问题图像重建算法示意图

以 t_0 时间点为例,即 $t=t_0$,按示意图 10-1 中所示,重建 t_0 时间点声源分布和磁性纳米粒子浓度分布,磁声磁粒子浓度成像 I 逆问题实现方数值计算包括以下四个步骤:

第一步:原始声场信号离散化

根据矩量法的基本原理,推导积分方程(9-19)的离散格式。选用采集的声场信号 $p''(\boldsymbol{r}',t_0)$, t_0 为声场信号被检测的时间点。按照矩量法离散处理方式,运用有限元网格剖分法剖分声场信号,如图 10-2 所示,用二维示意图表示整个离散过程。如果在三维空间中,每个网格可以看成是一个小立方体;在二维平面中,每个网格就是一个小正方形。

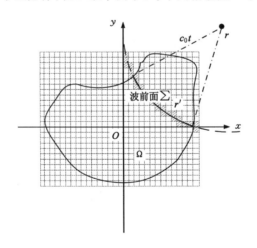

图 10-2　矩量法网格分割示意图

在网格划分足够密的情况下,每个网格内声源分布近似均匀分布,网格区域声场信号可用网格中心点的值近。同时考虑到待重建函数具有有限带宽,选取局部基函数为脉冲基函数 $\chi_i=\delta(\boldsymbol{r}'-\boldsymbol{r}'_i)$ 为,其 $\boldsymbol{r}'_i$ 为第 i 个网格定义域内中心点,那么声场检测信号展开为

$$p''(\boldsymbol{r}',t_0) = \sum_i p''(\boldsymbol{r}'_i,t_0)\chi_i \tag{10-9}$$

其中 $p''(\boldsymbol{r}'_i,t_0)$ 为第 i 网格的中点处声压二阶导数值。通过式(10-9)将原始声场信号离散为声场数据矩阵。

第二步:获取磁力的散度分布

设磁力的散度 $q_r(\boldsymbol{r},t_0) = \nabla \cdot \boldsymbol{f}(\boldsymbol{r},t_0)$,离散声场数据 $p''(\boldsymbol{r}',t_0)$ 带入式(9-19),那么位于第 j 网格中心点的磁力散度 $q_r(\boldsymbol{r}_j,t_0)$ 瞬时表达式为

$$q_r(\boldsymbol{r}_j,t_0) = -\frac{1}{2\pi c_s^3}\sum_i p''(\boldsymbol{r}'_i,|\boldsymbol{r}_j-\boldsymbol{r}'_i|/c_s+t_0)\iint_\Sigma \frac{\boldsymbol{n}\cdot(\boldsymbol{r}'_i-\boldsymbol{r}_j)}{|\boldsymbol{r}_j-\boldsymbol{r}'_i|^2}\mathrm{d}S_d \tag{10-10}$$

其中 $p''(\boldsymbol{r}'_i,|\boldsymbol{r}_j-\boldsymbol{r}'_i|/c_s+t_0)$ 为第 i 个网格中心点在 $|\boldsymbol{r}_j-\boldsymbol{r}'_i|/c_s+t_0$ 时间点的声压二阶导数。

运用矩量法,采用点匹配法选择波前弧线上的点,也就是说,选择权函数 ω_i 为狄拉克函数

$$\omega_i = \sum_{r_i \in \sum_i}\delta(\boldsymbol{r}'-\boldsymbol{r}'_i)$$

其中 $\sum_i$ 为第 i 个网格的定义域。与式(10-10)两端做内积,则得到对于任意局部定义域 $\sum_i$,公式(10-10)可以化简为

$$q_r(\boldsymbol{r}_j,t_0) = -\frac{1}{2\pi c_s^3}\sum_i \frac{\boldsymbol{n}\cdot(\boldsymbol{r}'_i-\boldsymbol{r}_j)}{|\boldsymbol{r}_j-\boldsymbol{r}'_i|^2}p''(\boldsymbol{r}_j,|\boldsymbol{r}_j-\boldsymbol{r}'_i|/c_s+t_0), \quad \boldsymbol{r}'_i \in \sum_i \tag{10-11}$$

结合边界条件可以重建出磁性纳米粒子磁力散度 $q_r(\boldsymbol{r}_j,t_0)$。

第三步:获取磁性纳米粒子磁力分布

将磁力散度 $q_r(\boldsymbol{r}_j,t_0)$ 代入式(9-28)有

$$q_r(\boldsymbol{r}_j,t_0) = \frac{\partial}{\partial y}f_y(\boldsymbol{r}_j,t_0) \tag{10-12}$$

式(10-12)中逆散度方法是基于磁声磁粒子浓度成像激励磁场单向性的一种在单方向(在本章中表示为 y 轴方向)上进行的逆运算方法,因此在离散数据矩阵运算的过程中,为实现公式(10-12)在 y 轴方向的逆散度运算,有限元法划分的网格边界需要在 y 轴方向对齐。这里本节假设有限元法将模型的定义域 $\sum$ 划分为 $n \times n$ 的正方形网格,正方形有限元网格的边长为 h,此时 $q_r(\boldsymbol{r}_j,t_0) = q_r(k,l)$ 表示为 t_0 时间点的磁力散度矩阵单元 $q_r(k,l)$。即在上述条件下 t_0 时间点的磁力散度 $q_r(\boldsymbol{r}_j,t_0)$ 等效为

$$q_r(\boldsymbol{r}_j,t_0) = q_r(k,l) \tag{10-13}$$

满足 i、$j=k\times n+l$,$1\leqslant i$、$j\leqslant n^2$,$1\leqslant k\leqslant n$,$1\leqslant l\leqslant n$。那么,t_0 时间点的磁力的散度分布 $\boldsymbol{Q}_r$ 表示为

$$\boldsymbol{Q}_r = \begin{bmatrix} q_r(1,1) & \cdots & q_r(1,n) \\ \vdots & \ddots & \vdots \\ q_r(n,1) & \cdots & q_r(n,n) \end{bmatrix}$$

其中 $\boldsymbol{Q}_r$ 为磁力的散度分布矩阵,矩阵单元为磁力散度 $q_r(k,l)$。运用前向差分法,公式(10-12)在 y 方向上离散为

$$q_r(k,l) = \frac{f_y(k+1,l)-f_y(k,l)}{h}, \quad 1\leqslant k\leqslant n-1, 1\leqslant l\leqslant n \tag{10-14}$$

结合 $f_y(k,l)$ 边界条件可以计算获得 t_0 时间点磁力分布矩阵 $\boldsymbol{F}$

$$\boldsymbol{F} = \begin{bmatrix} f_y(1,1) & \cdots & f_y(1,n) \\ \vdots & \ddots & \vdots \\ f_y(n,1) & \cdots & f_y(n,n) \end{bmatrix}$$

第四步:获取磁性纳米粒子浓度重建图像

根据矩量法思想,运用有限元网格剖分法,选择脉冲基函数为局部基函数,按点匹配方式确定权函数 ω_i 为狄拉克函数,结合获取的磁力分布,将原始磁场信号 $\boldsymbol{B}_1(\boldsymbol{r}', t_0)$ 离散为磁密数据矩阵 $\boldsymbol{B}_1(\boldsymbol{r}') \cdot s(t_0)$。其中 $\boldsymbol{B}_1(\boldsymbol{r}')$ 为

$$\boldsymbol{B}_1(\boldsymbol{r}') = \begin{bmatrix} B_1(1,1) & \cdots & B_1(1,n) \\ \vdots & \ddots & \vdots \\ B_1(n,1) & \cdots & B_1(n,n) \end{bmatrix}$$

当设 $\boldsymbol{C} = m_0^2 s^2(t_0) \partial B_1 / (3kT \partial y)$ 时,根据浓度关系式(9-26)可计算出时间点 t_0 的磁性纳米粒子浓度 $N(k,l)$

$$N(k,l) = F(k,l)/(C(k,l) \cdot B_1(k,l)) \tag{10-15}$$

这里需要提醒的是,关系式(9-26)为向量关系式,并非分布矩阵的运算式,在本书进行离散数据的数值计算时,由于磁声磁粒子浓度成像逆问题成像环境中磁场方向为单向的,所以,关系式(9-26)的数值计算过程在提取出方向向量 $\boldsymbol{e}_y$ 后,剩下的运算关系就等效于简单的数学运算,当然二者的物理意义是不同的,但这种等效思想在单纯的离散数据的计算部分还是非常实用的,这也是本算法的一个优势。此外还需要说明的是 $B_1(\boldsymbol{r}', t_0)$ 是梯度磁场的磁场强度的 y 分量,t_0 时间时,$\partial B_1 / \partial y$ 在磁声磁粒子浓度成像重建图像区域内是均匀分布的,因此,在计算瞬时时间点的空间分布问题时,按照常量处理 $\partial B_1 / \partial y$。

10.3　仿真研究

磁声磁粒子浓度成像研究中,施加反向电流的麦克斯韦线圈产生磁场强度 $\boldsymbol{B}$ 近似为

$$\boldsymbol{B} = \left[\frac{\mu_0 I R^2}{2\sqrt{\left(R^2 + (y + \sqrt{3}R/2)^2\right)^3}} - \frac{\mu_0 I R^2}{2\sqrt{\left(R^2 + (y - \sqrt{3}R/2)^2\right)^3}} \right] \boldsymbol{e}_y \tag{10-16}$$

式中,I 为麦克斯韦线圈通过的电流;R 为麦克斯韦线圈围成圆形的半径;y 为计算点在 y 轴上的坐标。在麦克斯韦线圈中电流密度服从 $J = I/S$,S 为麦克斯韦线圈截面积。

本节运用 COMSOL Multiphysics 软件进行数值仿真。仿真中,麦克斯韦线圈半径 R 为 150 mm,内径为 2 mm,线圈的垂直截面为圆形。施加的电流密度激励波形如图 10-3 所示,电流密度激励波形由跨度为 1 s 的正极侧和缓慢变化的负极侧组成。超声波换能器的中心频率为 1 兆赫。由于由波形上升沿激发的声波在检测带宽内,所以可以测量激发下的声压信号。声压检测信号 $w(\boldsymbol{r}', t)$ 如图 10-4(b)所示,其中媒质声速为 1 500 m/s,两个延迟为 13.4 μs 的双峰结构的探测信号来自成像模型的两个边界,两个边界相距 20 mm,图 10-4(a)为超声换能器脉冲响应信号 $h(t)$ 波形,其中声波检测信号 $w(\boldsymbol{r}', t)$ 与 $h(t)$ 满足关系式(9-1)。

本书建立图 10-5 所示的 a,b,c 三种形状的仿真模型在 xoy 平面的截面图。模型中的外部圆表示正常生物组织,模拟的人体软组织,声速 1 500 m/s。内部包裹的区域为载有磁

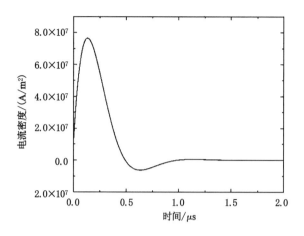

图 10-3　电流密度波形图

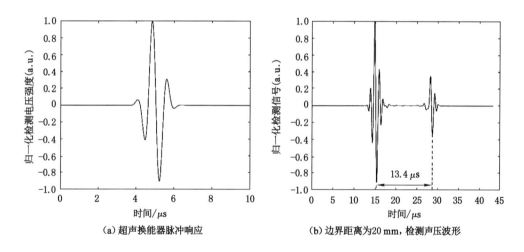

（a）超声换能器脉冲响应　　　　　（b）边界距离为20 mm，检测声压波形

图 10-4　检测声压波形图

性纳米粒子的人体软组织区域。每个时刻的声压值是检测圆周和平面区域相交线上所有声源的总和，在仿真中，磁性纳米粒子的声学特性与周围组织相似，因此内部包裹的区域声速设置为 1 500 m/s。设置图 10-5（a）中载有磁性纳米粒子的软组织圆形区域为半径为 5 mm，磁性纳米粒子数量浓度为 1×10^{13}/mL；图 10-5（b）中载有磁性纳米粒子的软组织椭圆形区域为长、短半径 5 mm 和 3 mm，磁性纳米粒子数量浓度 1×10^{13}/mL；图 10-5（c）中载有磁性纳米粒子的软组织双圆形区域为上下两个圆形半径为 5 mm，磁性纳米粒子数量浓度：上圆为 1×10^{13}/mL，下圆为 5×10^{13}/mL。

　　三种模型的重建结果如图 10-6 所示。

　　图 10-6（a）中通过对比三种模型磁纳米粒子浓度重建图像与第四列目标重建图像，重建结果显示，本节提出的磁声磁粒子浓度成像逆问题图像重建算法能够清晰重建出不同形状模型的磁力分布与磁性纳米粒子浓度边界，并且磁性纳米粒子浓度分布重建结果与重建目

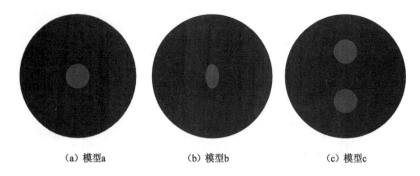

(a) 模型a　　　　　　　　(b) 模型b　　　　　　　　(c) 模型c

图 10-5　仿真模型与 xoy 平面的截面

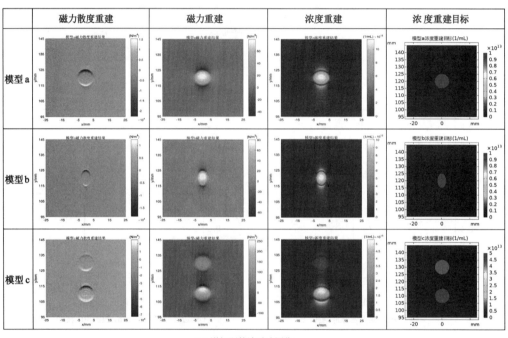

（a）逆问题算法重建图像

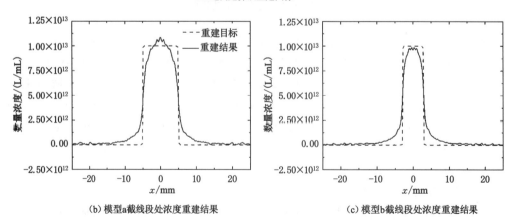

（b）模型a截线段处浓度重建结果　　　　　　　　（c）模型b截线段处浓度重建结果

图 10-6　逆问题算法重建结果

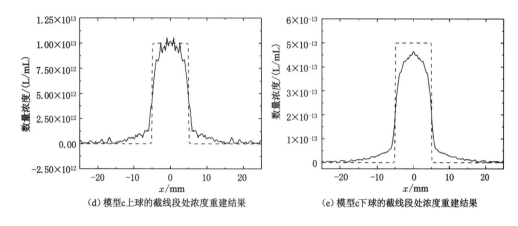

(d) 模型 c 上球的截线段处浓度重建结果　(e) 模型 c 下球的截线段处浓度重建结果

图 10-6(续)

标大致吻合,这证明了磁声磁粒子浓度成像逆问题图像重建算法的可行性。

为进一步分析 3 种模型的磁性纳米粒子浓度重建图像质量情况,本节研究了磁性纳米粒子浓度重建结果与重建目标的相关系数 CC(Correlation Coefficient)、相对误差 RE (Relative Error)。以磁性纳米粒子浓度重建目标为基准,根据式(10-17)和(10-18)计算浓度重建图像的相关系数 CC 和相对误差 RE

$$CC = \frac{\sum_{m=1}^{n \times n}(N_m - \bar{N}) \cdot (N_{m,r} - \bar{N}_r)}{\sqrt{\sum_{m=1}^{n \times n}(N_m - \bar{N})^2 \cdot \sum_{n=1}^{m}(N_{m,r} - \bar{N}_r)^2}} \tag{10-17}$$

$$RE = \sqrt{\frac{\sum_{m=1}^{n \times n}(N_m - N_{m,r})^2}{\sum_{m=1}^{n \times n}(N_m)^2}} \tag{10-18}$$

式中 N_m 为纳米粒子浓度重建目标图像的纳米粒子浓度值;$N_{m,r}$ 为纳米粒子浓度重建结果的浓度值;$\bar{N}$ 为纳米粒子浓度重建目标图像的纳米粒子浓度平均值;$\bar{N}_r$ 为纳米粒子浓度重建结果的浓度平均值。研究结果如表 10-1 所示。

表 10-1　逆问题算法浓度重建图像质量对比

重建图像	CC	RE
模型 a 浓度重建图像	0.847 1	0.541 3
模型 b 浓度重建图像	0.844 3	0.544 3
模型 c 浓度重建图像	0.799 4	0.591 7

表 10-1 显示三种模型磁性纳米粒子均匀浓度模型的重建结果的相关系数在 0.799 4 至 0.847 1 范围,这说明浓度重建结果具有较好的正相关性;磁性纳米粒子浓度重建结果的相对误差均在 0.591 7 以下,这说明均匀浓度重建结果具有较大的相对误差,分析结果表明三

种模型磁性纳米粒子浓度重建图像的质量一般。综上，本章提出的磁声磁粒子浓度成像逆问题图像重建算法能够实现声源与磁性纳米粒子浓度的图像重建，并且在磁性纳米粒子均匀浓度重建的图像质量一般。此外，产生重建误差的两个原因为 y 轴方向的求逆散度计算和声源、磁场源不连续问题。

10.4　本章小结

受矩量法思想的启发，本章提出了基于矩量法的磁声磁粒子浓度成像的逆问题重建算法，以脉冲基函数为局部基函数，狄拉克函数为权函数进行关于磁声磁粒子浓度成像的逆问题数值计算；建立了浓度模型，进行了磁纳米粒子浓度图像重建，定量分析了浓度重建结果的成像质量，其中重建结果的相关系数能够达到 0.847 1，相对误差能够达到 0.541 3，初步分析了误差成因，重建结果证明了提出算法的可行性。

参考文献

［1］JÓZEFCZAK A，LESZCZYSKI B，SKUMIEL A，et al. A comparison between acoustic properties and heat effects in biogenic（magnetosomes）and abiotic magnetite nanoparticle suspensions［J］. Journal of Magnetism and Magnetic Materials，2016，407：92-100.

［2］DANIELLI A，PORAT N，EHRLICH M，et al. Magnetic modulation biosensing for rapid and homogeneous detection of biological targets at low concentrations［J］. Current Pharmaceutical Biotechnology，2010，11(1)：128-137.

第 11 章　基于截断奇异值分解的 MACT-MI 逆问题研究

截断奇异值分解法(Truncated Singular Value Decomposition,TSVD)是一种矩阵变换方法,是对奇异值分解(SVD)的改进,最早由 hansen 提出用于解决不适定线性问题。其基本原理为对不适定问题,即病态矩阵进行正交变换分解,得到奇异值矩阵,按截断准则对奇异值进行取舍,重新获得新的近似矩阵,并用这个矩阵代替原病态矩阵进行求解。TSVD 方法常用于特征提取、解决病态问题[1,2]等,因为其良好的抗噪性能,近些年,越来越多的研究将 TSVD 应用于逆问题成像领域[3]。

11.1　截断奇异值分解法

在正问题理论基础上,提出基于 TSVD 方法的 MACT-MI 重建算法。该算法基本思想首先需要构建系统矩阵,根据式(9-25),可以得到磁力散度部分即为声源贡献项,已知构建系统矩阵的前提条件是浓度 N 与声压存在直接关系,由矢量恒等式 $\nabla \cdot (\mu \boldsymbol{A}) = \boldsymbol{A} \cdot \nabla \mu + \mu \nabla \cdot \boldsymbol{A}$,磁力散度分解得到以下两项和

$$\nabla \left(N \frac{m^2}{3kT} B_z(\boldsymbol{r}',t) \frac{\partial B_z(\boldsymbol{r}',t)}{\partial z} \right) \cdot \boldsymbol{e}_z + N \frac{m^2}{3kT} B_z(\boldsymbol{r}',t) \frac{\partial B_z(\boldsymbol{r}',t)}{\partial z} \nabla \cdot \boldsymbol{e}_z \tag{11-1}$$

由圆柱坐标系下的散度定义式 $\nabla \cdot \boldsymbol{A} = \frac{1}{r} \frac{\partial(rA_r)}{\partial r} + \frac{1}{r} \frac{\partial A_\varphi}{\partial \varphi} + \frac{\partial A_z}{\partial z}$,对式(11-1)的第二项进行化简

$$N \frac{m^2}{3kT} B_z(\boldsymbol{r}',t) \frac{\partial B_z(\boldsymbol{r}',t)}{\partial z} \nabla \cdot e_z = 0 \tag{11-2}$$

所以磁力散度项可以化简为

$$\nabla \cdot \left(N \frac{m^2}{3kT} B_z(\boldsymbol{r}',t) \frac{\partial B_z(\boldsymbol{r}',t)}{\partial z} \boldsymbol{e}_z \right) = \nabla \left(N \frac{m^2}{3kT} B_z(\boldsymbol{r}',t) \frac{\partial B_z(\boldsymbol{r}',t)}{\partial z} \right) \boldsymbol{e}_z \tag{11-3}$$

本章中设置 MNPs 为均匀浓度,所以梯度求解实际为磁场项在 z 轴方向求偏导,得到

$$\nabla \cdot (N \frac{m^2}{3kT} B_z(\boldsymbol{r}',t) \frac{\partial B_z(\boldsymbol{r}',t)}{\partial z} \boldsymbol{e}_z) = N \frac{m^2}{3kT} \frac{\partial \left(B_z(\boldsymbol{r}',t) \frac{\partial B_z(\boldsymbol{r}',t)}{\partial z} \right)}{\partial z} \tag{11-4}$$

所以式(9-25)可以改写为

$$p(\boldsymbol{r},t) = -\frac{1}{4\pi} \frac{m^2}{3kT} \oint_\Omega \frac{\partial \left(B_z(\boldsymbol{r}',t) \frac{\partial B_z(\boldsymbol{r}',t)}{\partial z} \right)}{\partial z} \frac{\delta\left(t - \frac{R}{c_s}\right)}{R} N \tag{11-5}$$

根据式(11-5),表明声压与浓度 N 之间存在直接的对应关系,将这种对应关系通过系统矩阵 A 描述,可以抽象得到矩阵关系式:

$$Ax = b \tag{11-6}$$

式中，A 为系统矩阵；x 为待求浓度分布；b 为声压信号。这里的声压信号是原始声场信号，而直接从超声换能器中获得的声信号是磁声信号。实际实验中，直接使用磁声信号会造成误差很大。引入维纳滤波反卷积法处理磁声信号，还原到原始声场信号，便可以直接代入式(11-5)中求解得到浓度分布。

逆问题大多数情况下是不适定问题，1923 年 Hadamard 提出适定性的概念，可以基本概括为解的存在性、解的唯一性和解的稳定性。同时满足上述三个条件才称问题是适定的。显然对于实际情况下的逆问题来说，不可避免地会受到外界环境干扰，基本不能满足解的唯一性。事实上，微小的扰动就可以对逆问题求解结果造成很大的偏差。

第一类 Fredholm 积分方程属于连续不适定问题，形式如下

$$\int K(s,x)f(x)\mathrm{d}x = g(s) \tag{11-7}$$

其中 $K(s,x)$ 为核函数，实际中一般给定了；右端项 $g(s)$ 一般为测量项，二者都已知；$f(x)$ 为待求项。根据连续不适定问题中的奇异值分解（Singular Value Expansion，SVE），可以将核函数展开为

$$K(s,x) = \sum_{i=1}^{\infty} u_i(s)\mu_i v_i(x) \tag{11-8}$$

其中 $u_i(s)$ 和 $v_i(x)$ 为正交函数，μ_i 为非负的奇异值，该展开式下的解为

$$f(x) = \sum_{i=1}^{\infty} \frac{(u_i,g)}{\mu_i} v_i(x) \tag{11-9}$$

根据 Picard 条件，只有 (u_i,g) 衰减的速度快于奇异值 u_i 的衰减速度时，解才存在。显然一般实际计算中，解一般无法得到。所以需要将连续问题进行离散化，转换成离散不适定问题求解。一般离散不适定问题的形式，结合式(11-6)对 MACT-MI 中系统矩阵的定义，可以写为

$$Ax = b, A \in \mathbb{R}^{m \times n}, b \in \mathbb{R}^n \tag{11-10}$$

考虑到实际中超声换能器检测的声压信号可能存在的测量误差等，上式需要改写为

$$Ax = \hat{b} + \varepsilon, \hat{b} \in \mathbb{R}^n, \varepsilon \in \mathbb{R}^n \tag{11-11}$$

式中，$\hat{b}$ 为声压信号精确值；ε 为噪声项。

参考连续问题中的 SVE，引入离散问题中的奇异值分解（Singular Value Decomposition，SVD）将 A 展开，得到

$$A = U\Sigma V^{\mathrm{T}} = \sum_{i=1}^{n} u_i \delta_i v_i^{\mathrm{T}}, U \in \mathbb{R}^{m \times n}, \sum \in \mathbb{R}^{n \times n}, V \in \mathbb{R}^{n \times n} \tag{11-12}$$

其中 u_i 和 v_i 是分别属于 U 和 V 的一对正交列向量，$\sum$ 是奇异值矩阵，其中的奇异值满足 $\delta_1 > \delta_2 > \cdots > \delta_n > 0$。根据式(11-12)，可以得到离散不适定问题的一般解为

$$x = \sum_{i=1}^{n} \frac{u_i^{\mathrm{T}}(\hat{b}+\varepsilon)}{\delta_i} v_i = x_{\mathrm{real}} + \sum_{i=1}^{n} \frac{u_i^{\mathrm{T}}\varepsilon}{\delta_i} v_i \tag{11-13}$$

式中，x_{real} 为 MNPs 浓度真实解，即精确解，可以看到噪声扰动项 $\sum_{i=1}^{n} \frac{u_i^{\mathrm{T}}\varepsilon}{\delta_i} v_i$ 的存在，会对结果造成误差。实际情况是，奇异值是逐渐减小趋近于 0 的，若 $u_i^{\mathrm{T}}\varepsilon$ 下降的速度比奇异值下降的速

度慢,则噪声扰动项会很大,严重影响解的准确度。

由逆问题的不适定分析可知,求解不适定问题过程中造成不稳定性的主要原因是 SVD 中较小的奇异值。为了得到精确的解,需要处理可能会对结果产生负面影响的奇异值。引入截断奇异值分解(TSVD)方法,保留大的奇异值并舍弃较小的奇异值。根据式(11-13)可得,第 k 步时 TSVD 的一般解为

$$x_k^{\mathrm{TSVD}} = \sum_{i=1}^{k} \frac{u_i^{\mathrm{T}} b}{\delta_i} v_i = \sum_{i=1}^{k} \frac{u_i^{\mathrm{T}}(\hat{b} + \varepsilon)}{\delta_i} v_i \tag{11-14}$$

式中,k 为截断参数,该方法的核心目的就是选取恰当的截断参数,尽可能多地保留含有 MNPs 浓度信息的大奇异值,尽可能多地舍弃可能会对浓度重建造成不良影响的小奇异值。式(11-14)的解范数和残差范数如下

$$\| x_k^{\mathrm{TSVD}} \|^2 = \sum_{i=1}^{k} \left(\frac{u_i^{\mathrm{T}} b}{\delta_i} \right)^2 \tag{11-15}$$

$$\| b - A x_k^{\mathrm{TSVD}} \|^2 = \sum_{i=k+1}^{n} (u_i^{\mathrm{T}} b)^2 + \| (I - U_n U_n^{\mathrm{T}}) b \|^2 \tag{11-16}$$

根据式(11-15)和式(11-16),可以得到随着截断参数 k 的增大,解范数单调增大,残差范数单调减小。理论上 k 越大越好,因为残差范数越小,说明解越精确。但是实际上,当 $k = k_t$ 时,有 $\left| u_{k_t+1}^{\mathrm{T}} \hat{b} \right| \approx \left| u_{k_t+1}^{\mathrm{T}} \varepsilon \right|$。到这之后,残差范数增长速度减缓,与此同时解范数增长速度加快。因为随着截断参数增大,奇异值减小,对结果的影响逐渐加剧。所以此时,可以得到 TSVD 方法的解满足以下关系

$$x_k^{\mathrm{TSVD}} = \begin{cases} \sum_{i=1}^{k} \dfrac{u_i^{\mathrm{T}} b}{\delta_i} v_i \approx \sum_{i=1}^{k} \dfrac{u_i^{\mathrm{T}} \hat{b}}{\delta_i} v_i, & k \leqslant k_t \\ \sum_{i=1}^{k} \dfrac{u_i^{\mathrm{T}} b}{\delta_i} v_i \approx \sum_{i=1}^{k_t} \dfrac{u_i^{\mathrm{T}} \hat{b}}{\delta_i} v_i + \sum_{i=k_t+1}^{k} \dfrac{u_i^{\mathrm{T}} \varepsilon}{\delta_i} v_i, & k > k_t \end{cases} \tag{11-17}$$

TSVD 方法的本质就是获得最佳截断参数,用截断后的矩阵 A_k 来替代原矩阵 A,其中 $A_k = U_k \sum_k V_k^{\mathrm{T}}$,$U_k$ 和 V_k 分别为 U 和 V 的前 k 列,$\sum_k = \mathrm{diag}(\delta_1, \delta_2, \cdots, \delta_k)$,得到 TSVD 方法的解为

$$x_{k_t}^{\mathrm{TSVD}} = \sum_{i=1}^{k_t} \frac{u_i^{\mathrm{T}} b}{\delta_i} v_i \tag{11-18}$$

如上所示,TSVD 方法获得的解其实是保留了前 k_t 个向量和大奇异值,舍弃了剩余的向量和小奇异值。实际应用中,TSVD 截断参数的选择过程可以描述为增加了一个滤波参数的形式

$$x_f^{\mathrm{TSVD}} = \sum_{i=1}^{n} \frac{u_i^{\mathrm{T}} b}{\delta_i} v_i f_i \tag{11-19}$$

其中滤波参数 f_i 对于前 k_t 项取值为 1,即为保留;对于 k_t 之后的奇异值取值为 0,即为舍弃。接下来,将基于 TSVD 方法对 MACT-MI 浓度成像算法进行研究设计,代入具体的仿真实验,验证算法可行性。

11.2 基于 TSVD 的逆问题算法研究

鉴于 MACT-MI 是一种新型的层析成像方法,现有的 MACT-MI 逆问题算法还不够完善,因为声源反演过程中应用了时间反演法,导致了重建结果中存在边界奇异性等问题。结合上一节中对 MACT-MI 的理论推导,满足构建系统矩阵进行浓度求解的条件。本节中首先将结合 TSVD 方法和 MACT-MI 基本理论进行算法设计;其次建立基本仿真模型;最后利用仿真数据构建系统矩阵并求解 MNPs 浓度分布。

11.2.1 基于 TSVD 的重建算法研究

拟根据实际 MACT-MI 成像系统,采用有限元网格划分,对磁场数据和声场数据进行离散处理,进一步得到该系统对应的系统矩阵,运用截断奇异值分解(TSVD)方法求解该不适定问题,最终得到磁纳米粒子浓度分布,完成重建,逆问题的研究路线如下图 11-1 所示。

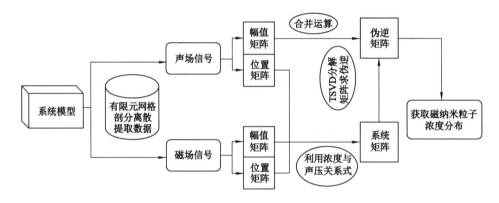

图 11-1　MNPs 浓度重建研究路线

具体重建步骤如下:

(1) 超声换能器原始声场信号求解

在 MACT-MI 系统中,根据 9.1.1 节中所述,可获得超声换能器原始声场式(9-6)。

(2) 获取声压数据矩阵

给定 MACT-MI 模型,系统矩阵获取原理图如图 11-2 所示,在固定扫描半径上,离散地设置 i 个超声换能器,每个换能器取 j 个时间点数据,经维纳反滤波处理后,构成声场数据矩阵 p,其中包括位置矩阵 $p1$ 和幅值矩阵 $p2$;

(3) 获取磁场数据矩阵

对 MACT-MI 模型进行有限元网格剖分,根据式(11-5),得到声压与浓度与声压的关系系数为 $-\dfrac{1}{4\pi}\dfrac{m^2}{3kT}\dfrac{\partial\left(B_z(\boldsymbol{r}',t)\dfrac{\partial B_z(\boldsymbol{r}',t)}{\partial z}\right)}{\partial z}$,从仿真模型中可以直接获得数据 $\dfrac{\partial\left(B_z(\boldsymbol{r}',t)\dfrac{\partial B_z(\boldsymbol{r}',t)}{\partial z}\right)}{\partial z}$,构成磁场数据矩阵 $\boldsymbol{B}$,其中也包括位置矩阵 $\boldsymbol{B}1$ 和幅值矩阵 $\boldsymbol{B}2$;

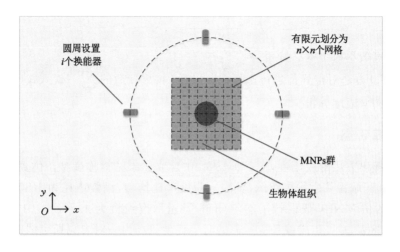

图 11-2　系统矩阵原理图

（4）获得系统矩阵

利用 $p2$、$\boldsymbol{B}1$、$\boldsymbol{B}2$ 运算得到给定模型的系统矩阵 $\boldsymbol{A}$，其物理意义反映了网格剖分每点对换能器处声场信号贡献的不同权重。

（5）TSVD 方法求解

因为 A 是一个稀疏矩阵，所以对该线性方程组的求解是一个不适定问题，引入 SVD 进行求解，步骤如下。

求解线性方程组可以转变为目标函数最小化问题：

$$\frac{1}{2} \parallel \boldsymbol{A}x - b \parallel^2 \tag{11-20}$$

可以解得

$$x = (\boldsymbol{A}^{\mathrm{T}}\boldsymbol{A})^{-1}\boldsymbol{A}^{\mathrm{T}}b \tag{11-21}$$

因为系统矩阵元素远多于测量数据，所以 $\boldsymbol{A}^{\mathrm{T}}\boldsymbol{A}$ 一般不可以求逆，考虑使用 SVD 求解 x，$\boldsymbol{A}$ 可以分解为

$$\boldsymbol{A} = \boldsymbol{U} \sum \boldsymbol{V}^{\mathrm{T}} \tag{11-22}$$

假设 $\boldsymbol{A}$ 为 $m \times n$ 维矩阵，则 $\boldsymbol{U}$ 为 m 阶正交矩阵，$\sum = \mathrm{diag}(\delta_1, \delta_2, \cdots)$ 为 $m \times n$ 维对角矩阵，其中 δ_i 为 $\boldsymbol{A}$ 的奇异值，$\boldsymbol{V}$ 为 n 阶正交矩阵，可以求解 $\boldsymbol{A}$ 的伪逆，所以式（11-20）的解为

$$x = \boldsymbol{V} \sum^{-1} \boldsymbol{U}^{\mathrm{T}}b \tag{11-23}$$

SVD 虽然是可以得到稳定的分解，但是对于 MACT-MI 系统，不可避免地存在噪声的影响，会导致解不稳定，精度不高，一般引入 TSVD 方法进行改进。其原理是在 $\sum^{-1}$ 中引入滤波参数 f_i，得到

$$\sum^{-1} = \mathrm{diag}\left[\frac{f_1}{\delta_1}, \frac{f_2}{\delta_2}, \cdots, \frac{f_k}{\delta_k}, \cdots, \frac{f_n}{\delta_n}\right] \tag{11-24}$$

式中，k 为截断参数，k 的选取可以通过正则化的方法进行验证选择，但是实际中 k 可以依据奇异值的分布情况直接进行选取。滤波参数 f_i 一般满足以下关系

$$f_i = \begin{cases} 1, & 1 \leqslant i \leqslant k \\ 0, & k < i \leqslant n \end{cases} \tag{11-25}$$

（6）重建磁纳米粒子浓度分布 N。

利用 TSVD 方法对奇异值进行选择截断以后，将更新后的 $\sum^{-1}$ 代入式（11-21）中求解得到 x，即 MNPs 浓度分布。

11.2.2　仿真研究

为了验证提出方法的适用性，在 COMSOL 中建立二维轴对称模型。仿真模型如图 11-3 所示，外围圆形区域为仿生物体组织（乳腺），假设声速均匀，设置声速为 1 500 m/s；半径为 5 mm 的小圆为仿 MNPs，假设粒子均匀分布，数量浓度设置为 $4.785\ 9 \times 10^{19}$/mL，MNPs 详细参数设置见表（1-1）。成像系统所需的时变梯度磁场由一对麦克斯韦线圈产生，相较于反亥姆霍兹线圈，其可以产生更均匀范围更大的梯度磁场。线圈为原切面，设置内半径为 2 mm，外半径为 100 mm，在 z 轴上垂直分布，上下两线圈相距 $100\sqrt{3}$ mm，二者中给相反方向脉冲激励电流，电流密度波形如图 11-4 所示。因为产生的梯度磁场是 z 方向的，取 $x = 0$ 处的 $y - z$ 截面，在 1×10^{-7} s 时，该截面仿真磁场的磁通密度如图 11-5 所示，可以看到仿真中梯度磁场分布均匀度良好。选取 x-y 平面上 $z = 0$ 处 15 mm×15 mm 的矩形区域为重建目标，z 轴方向上的时变梯度磁场作用于 MNPs，产生的超声信号由 x-y 平面上按圆周分布的 165 个超声换能器接收，扫描半径为 40 mm，每个换能器接收 200 个时间点，可以近似当作点接收器，得到的磁声信号经过维纳滤波反卷积后可以用于浓度分布重建。

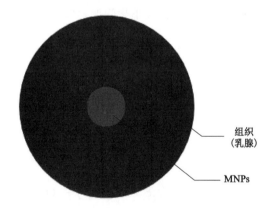

图 11-3　仿真模型

表 11-1　磁纳米粒子仿真参数设置

参　　数	表达式	值
玻尔兹曼常数	k	$1.38e^{-23}$ J/K
温度	T	300 K
直径	d	5 nm
饱和磁化强度	M_s	65.4 emu/g
原子磁矩	m	$1/6\pi d^3 M_s$

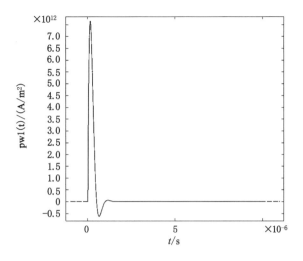

图 11-4　激励电流波形图

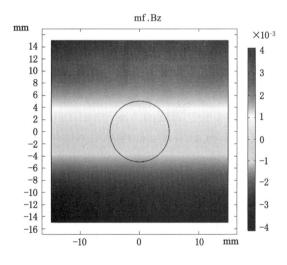

图 11-5　1×10^{-7} s 重建区域磁通密度

　　MACT-MI 的正逆问题是密不可分的,良好的正问题仿真结果与合适的数据选择,是决定逆问题能否重建成功的关键。实际成像中,即本节中最关键的数据就是声压的重建结果。在 $x=0$ 处,取 y-z 截面做声压图像,如图 11-6 所示,1×10^{-7} s 时 MNPs 上下边界都出现了声压脉动,符合理论中将 MNPs 受力当作偶极子源的设定。

　　系统矩阵与具体 MACT-MI 成像系统相关,其中的元素反映了超声信号与 MNPs 浓度直接的关系,采样方式以及网格剖分决定了系统矩阵的维度。将成像目标有限元剖分成 201×201 个网格,参考采样点和采样数据的设置,系统矩阵 $\boldsymbol{A}$ 维度为 33 000×40 401。显然,想要获得浓度分布 x,涉及矩阵 $\boldsymbol{A}$ 求逆,因为 $\boldsymbol{A}$ 是病态矩阵,所以只存在伪逆,需要用到 SVD 分解求解。利用正问题仿真中得到的超声信号,代入求解即可以得到 MNPs 浓度分布情况。

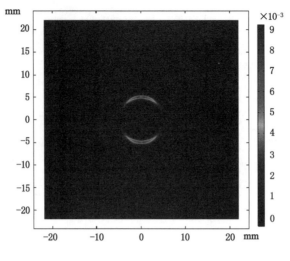

图 11-6　1×10^{-7} s 时截面声压

11.2.3　重建结果分析

目前实现的 MACT-MI 得到的结果是二维图像，对模型中 $z=120$ mm 的 $x\text{-}y$ 截面进行重建。算法设计中的奇异值数目选取会对重建图像产生影响。分析该条件参数，以获得更高分辨率的重建图像。

本章中提出的重建算法是基于 TSVD 的方法，经 MATLAB 计算后，得到该系统矩阵的奇异值分布曲线，如图 11-7 所示，对于本书构建的 33 000×40 401 的系统矩阵 A，理论上有 33 000 个奇异值，并且存在 $\delta_1 > \delta_2 > \cdots > \delta_{33\,000} > 0$ 的关系。可以知道，该系统矩阵中奇异值最大为 1.741 3×10^{-13}，最小值为 3.527 5×10^{-31}，条件数约为 5×10^{17}，矩阵病态性很强，需要选择合适的截断参数即正则化参数来提高重建精度。在 15 000 奇异值数目处，奇异值陡然减小，前后数值上接近下降了十多个数量级，所以考虑在 15 000 奇异值附近选取最优参数。

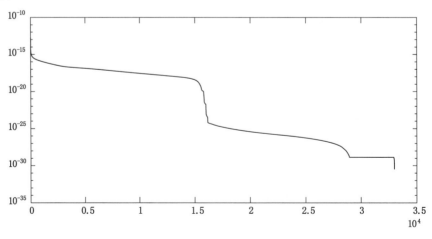

图 11-7　奇异值分布曲线

　　图 11-8 中分别是 14 000、15 000、16 000 以及全部奇异值重建结果，可以看到保留全部奇异值时，重建结果很差。在一定范围内，随着奇异值数目的增加，逆问题重建结果越来越符合预期目标，保留 15 000 奇异值时，重建效果最好，引入相关系数（Correlation Coefficient）和相对误差（Relative Error）客观评价重建结果，分别用 CC 和 RE 表示，计算为式（10-20）和（10-21）。计算结果如表 11-2 所示。

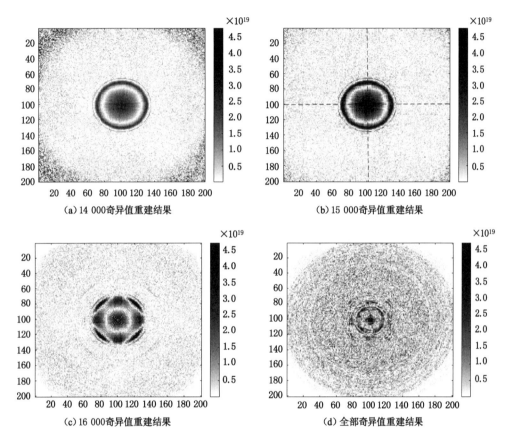

（a）14 000奇异值重建结果　　　　　　　（b）15 000奇异值重建结果

（c）16 000奇异值重建结果　　　　　　　（d）全部奇异值重建结果

图 11-8　不同奇异值数目重建结果

表 11-2　不同奇异值重建结果客观评价

奇异值数目	误差系数 RE	相关系数 CC
14 000	95.45%	13.73%
15 000	59.96%	76.23%
16 000	81.41%	64.62%

　　奇异值中包含着目标 MNPs 信息，大的奇异值包含绝大部分的重建信息，小的奇异值包含图像信息细节但是对噪声很敏感，符合式（11-23）中对小奇异值的分析，其会导致解产生较大的误差，所以选取合适数目的奇异值很有必要。如表 11-2 所示，奇异值数目小于 14 000 时，浓度图像重建的误差系数达到 95.45%，相关系数为 13.73%，重建效果不理想；奇异值数目在 15 000 时，相关系数最高，误差系数最小；奇异值数目大于 16 000 后，细节增

多但是相关系数降低,误差系数增大。经过$(0,-15,120)$和$(0,15,120)$两点取三维截线,对比图11-8(b)中的两条截线的重建结果作浓度曲线图如图11-9所示,重建结果在水平和垂直两个方向上对边界的重建效果都很好,克服了矩量法在垂直方向上的重建失真缺陷。

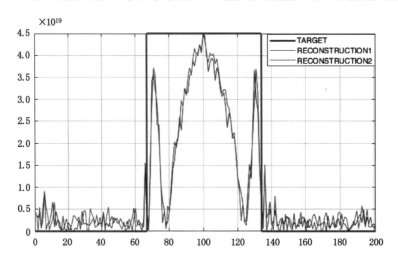

图 11-9 重建目标与结果截线 MNPs 浓度对比图

11.3 TSVD算法与矩量法重建结果对比

截断奇异值分解(TSVD)在病态问题求解方面应用很广泛,保留大的奇异值,用获得的近似矩阵代替原矩阵进行求解。这个近似矩阵舍弃了小的奇异值数据,所以既保留了主要的特征信息,也降低了噪声数据对计算结果的影响。对于本章中给定的一般 MACT-MI 模型,基于截断奇异值分解的重建算法可以在比较低的信噪比条件下最大限度地反映原始MNPs 分布。

现有的 MACT-MI 逆问题重建算法是基于矩量法的。其基本原理分为两步,分别是声场逆问题和磁场逆问题。首先根据仿真中的声压信息利用时间反演法得到声源分布,其次对于磁场逆问题即由声源分布求浓度分布,利用基于矩量法的逆问题算法进行重建,最终结果存在一些问题有待解决。本章中简化逆问题过程,提出构建系统矩阵,结合声压数据直接计算系统矩阵就可以得到浓度分布。新的思路既简化了逆问题过程,也解决了现有重建中出现的问题,如重建边界奇异性。

为了验证该算法的优越性,我们在相同的仿真条件下,在 x-y 平面取数据,对比分析基于矩量法的重建结果如图11-10所示,图11-10(a)为保留 15 000 奇异值的基于截断奇异值分解的重建结果;图11-10(b)为使用矩量法的重建结果。

客观对比分析,本章的重建算法不会出现图形失真,可以完整重建目标边界,但内部信息不够清晰。图11-10(a)可以看出,重建目标内部初始是均匀浓度,可是基于 TSVD 方法的重建结果内部重建并不均匀,存在信息缺失的情况。原因是因为 TSVD 方法保留的是图像的主要特征信息,因为 MACT-MI 方法中,MNPs 的独特震动被作为偶极子源分析,其产生的主要声压信号就是在 MNPs 集群的边界部分。所以基于 TSVD 方法的重建算法结合

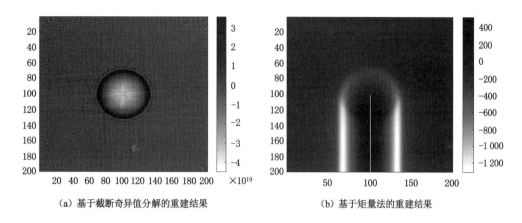

（a）基于截断奇异值分解的重建结果　　　　　（b）基于矩量法的重建结果

图 11-10　TSVD 方法和矩量法结果对比图

这些声压信号，重建出了很好的边界。如图 11-10(b)所示，矩量法重建图像出现失真，上下出现了很大的奇异性，圆形目标区域被重建成椭圆。因为矩量法重建过程中存在利用时间反演法求解声源的过程，造成了在上下两个边界出现重建错误的情况，显然不能对该模型的 MNPs 分布进行准确重建。

　　除了重建边界效果更好外，本章中提出的算法还有以下几个优势：基于矩量法的逆问题重建算法包含声压求导过程，放大了噪声的影响。本章中提出的算法一方面没有声压求导过程，由声压直接计算浓度分布；另一方面 TSVD 算法通过截断参数选取，抗噪性能良好；本书提出的系统矩阵属于病态矩阵，对于该问题的求解目前的研究有很多，除了本章中提及的 TSVD 方法，还可以结合 RSVD、MTSVD、LSQR 等高精度算法；基于矩量法的运算一般分两步，每次得到数据后，都得重复这两个步骤，一般需要花费十分钟；而本章提出的算法在已经给定系统后，只需要计算一次系统矩阵，之后结合采集的数据进行成像，运算时间在 1 分钟左右，这对于推进 MACT-MI 临床应用意义重大。

11.4　本章小结

　　本章结合 MACT-MI 理论和仿真模型设计了浓度重建算法，建立了基本仿真模型，进行了 MNPs 浓度重建并分析了奇异值数目对重建结果的影响。研究结果表明，基于 TSVD 的逆问题重建算法需要选择合适的截断参数以得到良好的重建图像；该算法抗噪性能好，可以在低信噪比条件重建图像；重建图像边界重建清晰且没有奇异性，可以准确重建目标区域，重建相关系数达到 76.23%；该算法对重建小半径目标也更加敏感，适用于早期肿瘤识别。

参考文献

[1] HANSEN P C. Rank-Deficient and Discrete Ⅲ-Posed Problems[M]. Philadelphia：Society for Industrial and Applied Mathematics，1998.

［2］ MORIGUCHI H,DUERK J L. Modified block uniform resampling (BURS) algorithm using truncated singular value decomposition:fast accurate gridding with noise and artifact reduction[J]. Magnetic Resonance in Medicine,2001,46(6):1189-1201.

［3］ LEM K H. Truncated singular value decomposition in ripped photo recovery[J]. ITM Web of Conferences,2021,36:04008.

第 12 章　基于 LSQR 的饱和磁化状态下 MACT-MI 逆问题研究

LSQR 最早是由 C. C. Paige 和 M. A. Saunders 提出[1]，该方法的求解思路是：首先把任意系数矩阵方程化为系数矩阵为方阵的方程，然后利用 Lanczos 方法求解方程的最小二乘解，由于在求解过程中用到 QR 因子分解法，因此这种方法叫作最小二乘 QR 分解法，该方法具有计算速度快、数值稳定性高等优点，特别适用于系数矩阵为大型稀疏矩阵的方程，因而在图像重建领域受到广泛应用。

12.1　饱和磁化状态下 MACT-MI 理论研究

饱和磁化状态下 MACT-MI 已被证明相比于传统的 MACT-MI 能够产生更强的磁声信号，具有重建更高对比度和空间分辨率图像的潜力。但是，关于饱和磁化状态下 MACT-MI 的逆问题研究仍处于空白状态，本节将开展饱和磁化状态下 MACT-MI 的逆问题理论研究。

12.1.1　饱和磁化状态下 MACT-MI 声场逆问题理论研究

根据前文 9.1.2 小节中关于基于互易定理推导的声场与磁力散度的关系式(9-25)可知声压与磁力散度之间存在直接的对应关系，将这种关系通过系统矩阵 $\boldsymbol{A}$ 描述，可以抽象得到矩阵关系式

$$\boldsymbol{A}x = b \tag{12-1}$$

式中，x 为待求的磁力散度；b 为利用超声换能器获得的磁声信号通过 Wiener 滤波反卷积得到的原始声场信号。通过算法求解式(12-1)这个矩阵方程，能够得到饱和磁化状态下超顺磁性 MNPs 的磁力散度数据。进一步，在饱和磁化状态下 MACT-MI 的电磁场逆问题研究中，利用磁力散度数据能够得到 MNPs 浓度分布，实现饱和磁化状态下 MACT-MI 的逆问题图像重建。

12.1.2　饱和磁化状态下 MACT-MI 电磁场逆问题理论研究

为了利用磁力散度重建 MNPs 的浓度分布图像，需要深入研究磁力散度 $\nabla \cdot f(r', t)$ 与饱和磁化状态下超顺磁性 MNPs 浓度 $N(r')$ 间的关系。饱和磁化状态下 MACT-MI 中，处于饱和磁化状态的超顺磁性 MNPs 所受磁力的磁力散度 $\nabla \cdot f(r', t)$ 的表达式为：

$$\nabla \cdot f(r', t) = \nabla \cdot \left[N(r') m \frac{\partial B_g(r', t)}{\partial z} e_z \right] \tag{12-2}$$

式中，$B_g(r')$ 是由麦克斯韦线圈提供的 z 向均匀梯度磁场的磁感应强度的模值，其在 z

方向上的偏导数 $\dfrac{\partial B_g(r',t)}{\partial z}$ 为常数。

根据矢量恒等式 $\nabla \cdot (uA) = u\,\nabla \cdot A + \nabla u \cdot A$，磁力散度 $\nabla \cdot f(r',t)$ 的表达式（12-2）可分解为

$$\nabla \cdot f(r',t) = \nabla\left[N(r') m \frac{\partial B_g(r',t)}{\partial z} \right] \cdot e_z + N(r') m \frac{\partial B_g(r',t)}{\partial z} \nabla \cdot e_z \tag{12-3}$$

在散度计算中，圆柱坐标系下散度的定义式为

$$\nabla \cdot A = \frac{1}{r}\frac{\partial(rA_r)}{\partial r} + \frac{1}{r}\frac{\partial(A_\varphi)}{\partial \varphi} + \frac{\partial(A_z)}{\partial z} \tag{12-4}$$

根据式（12-4），可得

$$N(r') m \frac{\partial B_g(r',t)}{\partial z} \nabla \cdot e_z = 0 \tag{12-5}$$

因此，磁力散度 $\nabla \cdot f(r',t)$ 可化简为

$$\nabla \cdot f(r',t) = \nabla\left[N(r') m \frac{\partial B_g(r',t)}{\partial z} \right] \cdot e_z \tag{12-6}$$

对式（12-6）进行梯度运算，得到磁力散度与饱和磁化状态下超顺磁性 MNPs 浓度的关系为

$$\nabla \cdot f(r',t) = m \frac{\partial B_g(r',t)}{\partial z}\frac{\partial N(r')}{\partial z} \tag{12-7}$$

取

$$C = m \frac{\partial B_g(r',t)}{\partial z} \tag{12-8}$$

固有磁矩 m 是超顺磁性 MNPs 的固有属性，同时，麦克斯韦线圈在研究区域中施加的是 z 向均匀梯度磁场，因此同一时刻下 C 为常数。

根据式（12-7），利用磁力散度能够求解出饱和磁化状态下超顺磁性 MNPs 的浓度。对于 12.1.1 节饱和磁化状态下 MACT-MI 声场逆问题理论研究中得到的磁力散度矩阵 x，将磁力散度矩阵除以 C 构成的常数矩阵，得到饱和磁化状态下超顺磁性 MNPs 的浓度在 z 方向上的偏导数的矩阵。之后运用算法求解这个浓度偏导数矩阵能够得到饱和磁化状态下超顺磁性 MNPs 的浓度数据，进而重建出 MNPs 浓度图像，达到饱和磁化状态下 MACT-MI 逆问题图像重建的目的。

12.2　基于 LSQR-梯形法的逆问题图像重建方法研究

为了实现饱和磁化状态下 MACT-MI 的逆问题图像重建，同时考虑到经典的 MACT-MI 中基于矩量法和基于 TSVD 两种方法逆问题图像重建方法的不足，基于矩量法的逆问题成像方法中，存在重构误差大、边界奇异性等问题[2]，而基于 TSVD 的逆问题成像方法中，内部信息重建效果差，且该方法仅适用于均匀浓度模型，普适性差。为此，基于对饱和磁化状态下 MACT-MI 的逆问题理论研究，本节提出了基于 LSQR-梯形法的饱和磁化状态下 MACT-MI 逆问题图像重建方法。首先，分析了 LSQR 算法理论，其次，研究了基于 LSQR-梯形法的饱和磁化状态下 MACT-MI 逆问题图像重建算法，开展了饱和磁化状态下

MACT-MI 的仿真研究重建浓度分布图像。研究证明了基于 LSQR-梯形法重建饱和磁化
状态下 MACT-MI 中 MNPs 浓度分布图像的可行性和优越性。

12.2.1　LSQR 算法理论

在饱和磁化状态下 MACT-MI 逆问题中,声压与磁力散度之间存在直接的对应关系,
这种关系通过系统矩阵 $\boldsymbol{A}$ 描述,系统矩阵 $\boldsymbol{A}$ 是一个具有大量零值的大型稀疏矩阵,将声压
与磁力散度关系式转换为最小二乘求解问题,并引入 LSQR 算法求解是一个可行的方法。

对于式(12-1),LSQR 的目标函数为

$$\min \ \| \boldsymbol{A}x - b \|_2 \tag{12-9}$$

其中 $\boldsymbol{A} \in \mathbb{R}^{mi \times n^2}, x \in \mathbb{R}^{n^2}, b \in \mathbb{R}^{mi}$。

为满足 Lanczos 求解条件,将系数矩阵 $\boldsymbol{A}$ 转化为方阵,即

$$\boldsymbol{A} = \begin{bmatrix} 0 & SS^{\mathrm{T}} \end{bmatrix} \tag{12-10}$$

令正交矩阵 $\boldsymbol{U}_k = [u_1, u_2, \cdots, u_k] (u_j \in \mathbb{R}^{mi})$、$\boldsymbol{V}_k = [v_1, v_2, \cdots v_k] (v_j \in \mathbb{R}^{n^2})$,双对角矩阵
$\boldsymbol{P}_k$ 为

$$\boldsymbol{P}_k = \begin{bmatrix} \alpha_1 & 0 & \cdots & 0 \\ \beta_2 & \alpha_2 & \cdots & 0 \\ \vdots & \beta_3 & \ddots & \vdots \\ \vdots & \vdots & \ddots & \vdots \\ \vdots & \vdots & \ddots & \alpha_k \\ 0 & \cdots & \cdots & \beta_{k+1} \end{bmatrix}_{(k+1) \times k} \tag{12-11}$$

其中 $\alpha_1, \alpha_2 \cdots, \alpha_k \in \mathbb{R}$;$\beta_2, \beta_3, \cdots, \beta_{k+1} \in \mathbb{R}$。

Lanczos 双对角化过程如下:

首先将条件初始化

$$\beta_1 = \| b \|_2 \tag{12-12}$$

$$\alpha_1 = \| \boldsymbol{A}^{\mathrm{T}} u_1 \|_2 \tag{12-13}$$

$$u_1 = \frac{b}{\beta_1} \tag{12-14}$$

$$v_1 = \frac{\boldsymbol{A}^{\mathrm{T}} u_1}{\alpha_1} \tag{12-15}$$

则第 $i+1$ 步的迭代公式为

$$\beta_{i+1} = \| \boldsymbol{A} v_i - \alpha_i u_i \|_2 \tag{12-16}$$

$$\alpha_{i+1} = \| \boldsymbol{A}^{\mathrm{T}} u_{i+1} - \beta_{i+1} v_i \|_2 \tag{12-17}$$

$$u_{i+1} = \frac{\boldsymbol{A} v_i - \alpha_i u_i}{\beta_{i+1}} \tag{12-18}$$

$$v_{i+1} = \frac{\boldsymbol{A}^{\mathrm{T}} u_{i+1} - \beta_{i+1} v_i}{\alpha_{i+1}} \tag{12-19}$$

其中,$i = 1, 2, \cdots, n^2$。

因此,第 k 步迭代满足以下关系

$$\boldsymbol{U}_{k+1} (\beta_1 e_1) = b \tag{12-20}$$

$$\boldsymbol{A}\boldsymbol{V}_k = \boldsymbol{U}_{k+1}\boldsymbol{P}_k \tag{12-21}$$

$$\boldsymbol{A}^{\mathrm{T}}\boldsymbol{U}_{k+1} = \boldsymbol{V}_k\boldsymbol{P}_k^{\mathrm{T}} + \alpha_{k+1}\boldsymbol{v}_{k+1}\boldsymbol{e}_{k+1}^{\mathrm{T}} \tag{12-22}$$

其中 $\boldsymbol{e}_{k+1} = [0,0,\cdots0,1]_{k+1}$。

由于 $\boldsymbol{U}_{k+1}^{\mathrm{T}}\boldsymbol{U}_k = \boldsymbol{E}_{k+1}$；$\boldsymbol{v}_k^{\mathrm{T}}\boldsymbol{v}_k = \boldsymbol{E}_k$，其中，$\boldsymbol{E}_{k+1}$、$\boldsymbol{E}_k$ 分别为 $k+1$ 阶及 k 阶单位矩阵，可得：

$$\boldsymbol{U}_{k+1}^{\mathrm{T}}\boldsymbol{A}\boldsymbol{V}_k = \boldsymbol{P}_k \tag{12-23}$$

设

$$x_k = \boldsymbol{V}_k y_k (y_k \in \mathbb{R}^k) \tag{12-24}$$

$$r_k = \boldsymbol{A}x_k - b \tag{12-25}$$

则可得

$$r_k = \boldsymbol{A}x_k - b = \boldsymbol{A}v_k y_k - \boldsymbol{U}_{k+1}(\beta_1 e_1) = \boldsymbol{U}_{k+1}(\boldsymbol{P}_k y_k - \beta_1 e_1) \tag{12-26}$$

因为 $\boldsymbol{U}_{k+1}$ 是正交矩阵，正交矩阵不改变矩阵的范数，因此对式(12-9)的求解可变为：

$$\min \parallel r_k \parallel_2 = \min \parallel \boldsymbol{P}_k y_k - \beta_1 e_1 \parallel_2 \tag{12-27}$$

从而将复杂的最小二乘问题转化为简单的最小二乘问题，对 $[\boldsymbol{P}_k \beta_1 e_1]$ 作 QR 分解并引入新的变量，从而得到 x_{k+1} 与 x_k 的关系。

12.2.2　基于 LSQR-梯形法的重建算法研究

在饱和磁化状态下 MACT-MI 的逆问题图像重建上，采用有限元网格划分的方法将磁场数据和声场数据离散化，从而得到系统矩阵，构建矩阵关系式，采用 LSQR 方法求解磁力散度，其次，利用梯形公式求解浓度重建 MNPs 浓度分布图像，基于 LSQR-梯形法的逆问题研究路线如图 12-1 所示：

具体重建步骤如下：

Step1：声场数据矩阵获取

在饱和磁化状态下 MACT-MI 系统中，声场数据获取如图 12-2 所示，在固定的扫描半径上，等距设置 m 个超声换能器，每个超声换能器接收 i 个时间点上的声压数据，根据式(9-6)，超声换能器在 $|r-r'|/c_s$ 时刻检测到的磁声信号 $w(\boldsymbol{r},t)$ 通过 Wiener 滤波反卷积重建出原始声场 $p_1(\boldsymbol{r},t)$，结合各超声换能器的位置构建声场的数据矩阵，包括声场幅值矩阵和声场位置矩阵。

Step2：磁场数据矩阵获取

如图 12-2 所示，对成像区域进行有限元网格划分，提取各网格所在位置的磁场数据，结合各网格的位置数据构造磁场幅值矩阵和磁场位置矩阵。

Step3：系统矩阵获取

根据式(9-25)，在离散条件下，利用磁场位置矩阵和声场位置矩阵进行计算，得到系统矩阵 A，该系统矩阵的大小为 $mi \times n^2$。

Step4：利用 LSQR 方法求解磁力散度矩阵

(1) 根据 12.2.1 节所述，进行条件初始化和对角化稀疏矩阵。

(2) 计算 QR 分解中间变量

$$\rho_j = \sqrt{\bar{\rho}_j^2 + \beta_{j+1}^2} \tag{12-28}$$

$$\bar{\rho}_{j+1} = -\frac{\bar{\rho}_j}{\rho_j}\alpha_{j+1} \tag{12-29}$$

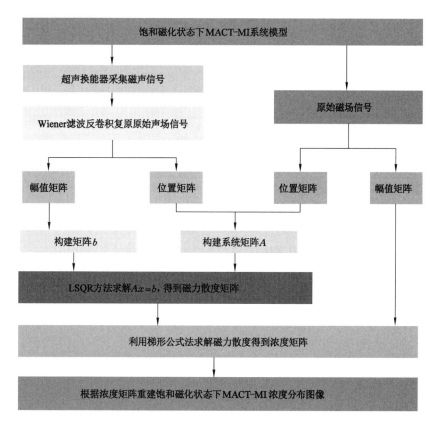

图 12-1　基于 LSQR-梯形法的饱和磁化状态下 MACT-MI 逆问题研究路线图

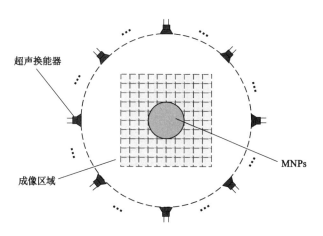

图 12-2　声压数据和磁场数据获取原理图

$$\theta_{j+1} = \frac{\beta_{j+1}}{\rho_j}\alpha_{j+1} \tag{12-30}$$

$$\bar{\varphi}_{j+1} = -\frac{\beta_{j+1}}{\rho_i}\bar{\varphi}_j \tag{12-31}$$

$$\varphi_j = \frac{\overline{\rho_j}}{\rho_j} \overline{\varphi_j} \tag{12-32}$$

其中,j 为迭代次数。

（3）更新 x 和中间变量 w 的值

$$x_{j+1} = x_j + \frac{\Phi_j}{\rho_j} w_j \tag{12-33}$$

$$w_{j+1} = \nu_{j+1} - \frac{\theta_{j+1}}{\rho_j} w_j \tag{12-34}$$

（4）判断迭代条件

如果满足 $\| Ax_k - b \| \leqslant \varepsilon$ 则终止迭代,其中 ε 是允许的误差,设定 $\varepsilon = 0.01$;否则,重复过程（1）～（4）直到达到最大迭代次数终止迭代。

经过迭代最终实现对式（12-1）的求解,获得磁力散度矩阵。

Step5:利用梯形公式法求解浓度矩阵

根据式（12-7）推导的磁力散度和浓度的关系式,因为磁力散度与浓度偏导数之间的线性关系,利用磁场幅值矩阵求得浓度偏导数矩阵。

设 x' 为浓度偏导数,浓度偏导数与浓度分布关系式满足下列关系

$$x' = \frac{\partial N(\boldsymbol{r}')}{\partial z} \tag{12-35}$$

假设利用有限元法将研究域划分为 $n \times n$ 的正方形网格,网格的边长为 l,则浓度偏导数 x' 可表示为

$$x' = \begin{bmatrix} x'(1,1) & \cdots & x'(1,n) \\ \vdots & \ddots & \vdots \\ x'(n,1) & \cdots & x'(n,n) \end{bmatrix} \tag{12-36}$$

浓度分布 $N(\boldsymbol{r}')$ 可表示为

$$N(\boldsymbol{r}') = \begin{bmatrix} N(1,1) & \cdots & N(1,n) \\ \vdots & \ddots & \vdots \\ N(n,1) & \cdots & N(n,n) \end{bmatrix} \tag{12-37}$$

根据梯形公式法可得

$$N(d_h+1,d_l) = N(d_h,d_l) + \frac{l}{2} \big[x(d_h+1,d_l) + x(d_h,d_l) \big] \tag{12-38}$$

其中 $0 \leqslant d \leqslant n-1, 1 \leqslant d \leqslant n$,结合边界条件则可得到浓度矩阵。

Step6:根据浓度矩阵重建 MNPs 浓度分布图像。

12.2.3　饱和磁化状态下 MACT-MI 仿真研究

为了验证提出的基于 LSQR-梯形法的饱和磁化状态下 MACT-MI 逆问题图像重建方法的正确性,借助 COMSOL Multiphysics 建立二维轴对称模型进行仿真研究。仿真模型如图 12-3 所示,外围圆形区域是生物组织,设置组织中声速均匀,为 1 500 m/s;中间半径为 10 mm 的圆形区域为 MNPs 的区域,假设粒子均匀分布,设置浓度为 1×10^{19} /mL,采用超顺磁性纳米粒子 EMG 308（Ferrotec（USA）Corporation）开展研究,其相关参数如表 12-1 所示。

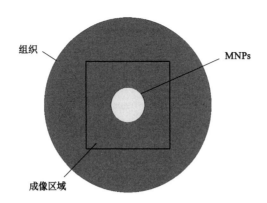

图 12-3　仿真模型

表 12-1　EMG 308 规格

名　　称	表达式	值
粒径	d	10 nm
密度	D	1.06×10^3 kg/m³
体积分数	V_c	1.2%vol
饱和磁场强度	H_{sat}	1 000 Oe
饱和磁化强度	M_s	6.6 mT
磁矩	$m = \pi d^3 M_s / 6$	2.75×10^{-21} A·m²

　　在饱和磁化状态下 MACT-MI 中,利用亥姆霍兹线圈产生饱和磁场,设置亥姆霍兹线圈的半径为 100 mm,上下线圈间的距离等于线圈半径,为 100 mm。亥姆霍兹线圈的上下线圈通入 50 A 的电流,电流方向相同,在研究区域产生的磁场强度为 1.93×10^5 A/m,大于 EMG308 的饱和磁场强度,使 MNPs 达到饱和状态。对于用于给饱和磁化状态下 MACT-MI 提供梯度磁场的麦克斯韦线圈,设置麦克斯韦线圈半径为 100 mm,上下线圈间的距离等于线圈半径的 $\sqrt{3}$ 倍,即 $100\sqrt{3}$ mm。麦克斯韦线圈的上线圈通入大小相等方向相反的激励电流,激励电流的波形如图 12-4 所示。

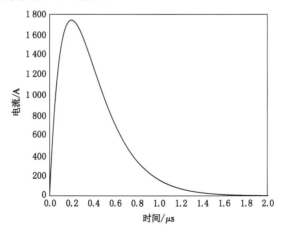

图 12-4　麦克斯韦线圈中的激励电流

利用 COMSOL 开展仿真研究,在麦克斯韦-亥姆霍兹线圈激励下,饱和磁化状态下 MACT-MI 中,在 yoz 平面上 $0.5~\mu s$ 时刻和 $1~\mu s$ 时刻的声压分布如图 12-5 所示,同时 yoz 平面 $y=0$ 轴线上的声压分布如图 12-6 所示,数值仿真结果符合正问题的理论推导。

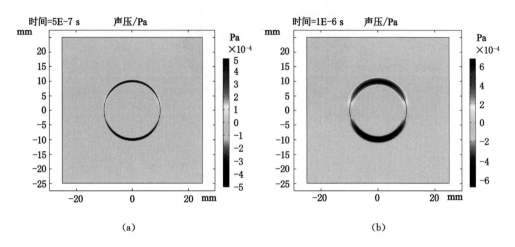

(a)　　　　　　　　　　　　　　　(b)

图 12-5　yoz 平面声压分布图

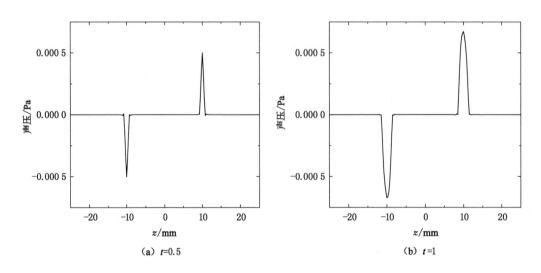

(a) $t=0.5$　　　　　　　　　　　　(b) $t=1$

图 12-6　轴线上声压分布图

在 yoz 平面以原点为中心选取 25 mm×25 mm 的矩形区域为成像区域,将成像区域有限元剖分为 251×251 个网格。在 yoz 平面上沿半径为 40 mm 的圆周等距分布 165 个超声换能器接收磁声信号,每个超声换能器接收 500 个时间点。根据超声换能器采集到的数据利用 LSQR-梯形法重建 MNPs 浓度分布图像。重建得到的浓度分布图像如图 12-7 所示。重建结果边界清晰,无边界奇异性,同时能够较为准确地重建内部信息,证明了 LSQR-梯形法重建饱和磁化状态下 MACT-MI 中 MNPs 浓度分布图像的正确性,具有十分优良的重建效果。

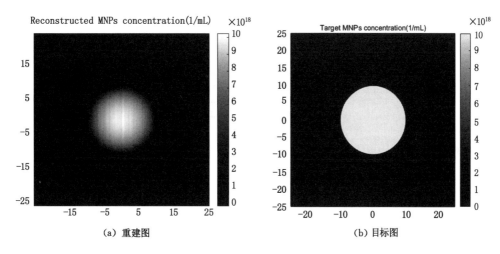

(a) 重建图　　　　　　　　　　　　(b) 目标图

图 12-7　LSQR-梯形法重建的浓度分布图像

12.2.4　重建结果分析

为进一步分析不同形状对 MNPs 浓度图像重建结果的影响,建立如图所示的四种不同形状的模型,外围圆形区域为生物组织区域,内部区域为 MNPs 区域,方框内为成像区域,四种模型中磁纳米粒子集群的尺寸以及浓度参数如表 12-2 所示,其中 R 为圆半径;o 为椭圆长轴;e 为椭圆短轴;$l_\triangle$ 为等腰三角形底边长;$h_\triangle$ 为等腰三角形的高;N 为浓度大小。

表 12-2　四种不同形状模型中磁纳米粒子集群尺寸及浓度参数

	尺寸/mm	浓度(1/mL)
模型 a(圆形)	$R=5$	1×10^{19}
模型 b(椭圆)	$o=12;e=8$	1×10^{19}
模型 c(双圆)	$R_s=5;R_x=5$	$N_s=3\times10^{19};N_x=5\times10^{19}$
模型 d(上三角下圆)	$l_\triangle=15;h_\triangle=10;R_y=7.5$	$N_\triangle=3\times10^{19};N_y=5\times10^{19}$

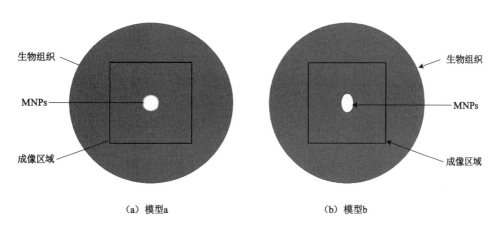

(a) 模型a　　　　　　　　　　　　(b) 模型b

图 12-8　四种不同形状模型

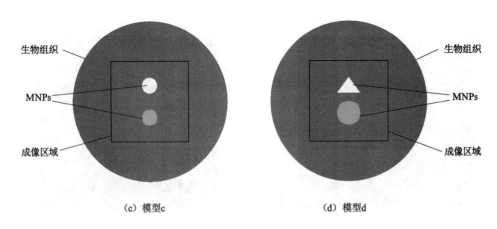

（c）模型c　　　　　　　　　　　（d）模型d

图 12-8（续）

开展四种不同形状模型的饱和磁化状态下 MACT-MI 的逆问题研究,利用提出的 LSQR-梯形法重建了 a、b、c、d 四种模型的磁纳米粒子浓度分布图像,并与矩量法的重建结果对比。四种不同形状模型下 LSQR-梯形法的重建结果和矩量法的重建结果如图 12-9 所示。由重建结果图可知,利用矩量法得到的重建图像在分布边界处出现了奇异性问题,影响了重建质量,而 LSQR-梯形法可以高质量地重建出不同模型的浓度分布,边界清晰,克服了奇异性问题,与目标浓度图基本吻合。之后,在点(0,0,−25)和点(0,0,25)之间取三维截线,不同形状模型利用 LSQR-梯形法和矩量法的重建结果在截线上的浓度对比如图 12-10 所示。从图 12-10 可以看出,矩量法重建结果由于边界奇异性其重建结果在边界处存在较大误差,同时对于 c、d 两个双模型,两个磁纳米粒子集群的中间区域误差更加明显,而对于 LSQR-梯形法重建结果,其边界处的重建误差要远小于矩量法,尽管在对三角形模型的重建效果上略逊于圆模型或椭圆模型,但重建结果中依然存在十分清晰的模型边界,重建效果良好。

在饱和磁化状态下 MACT-MI 的逆问题研究中,进一步研究不同形状模型的相关系数、相对误差和结构相似性,同时对比了在将成像区域划分为 251×251 网格的条件下 LSQR-梯形法和矩量法重建浓度分布图像所用的时间,计算得到的 CC、RE、SSIM 以及重建时间如表 12-3 所示。四种不同形状模型中,LSQR-梯形法的重建结果的相关系数和相对误差均由于矩量法的重建结果,其中相关系数 CC 平均高 8.2%,相对误差 RE 平均低 16.7%。同时,在结构相似性上,不论是 LSQR-梯形法还是矩量法的重建结果,对于 c、d 两个双磁纳米粒子集群模型,其重建结果的结果相似性都会出现明显的下降,特别是在三角形区域这种边界存在尖峰,其结构相似性下降更多,但 LSQR-梯形法重建结果的结构相似性始终高于矩量法的重建结果。此外,在重建时间上,LSQR-梯形法和矩量法在重建饱和磁化状态下 MACT-MI 浓度分布图像时,重建所需时间相对稳定,矩量法的重建时间平均是 LSQR-梯形法重建时间的 8.65 倍。LSQR-梯形法的重建时间明显由于矩量法的重建时间,并且在重建结果上,LSQR-梯形法的重建结果有更高的相关系数、更低的相对误差以及更好的结构相似性,证明了所提 LSQR-梯形法在重建不同形状模型上具有突出优势,能够更好地实现饱和磁化状态下 MACT-MI 的逆问题图像重建。

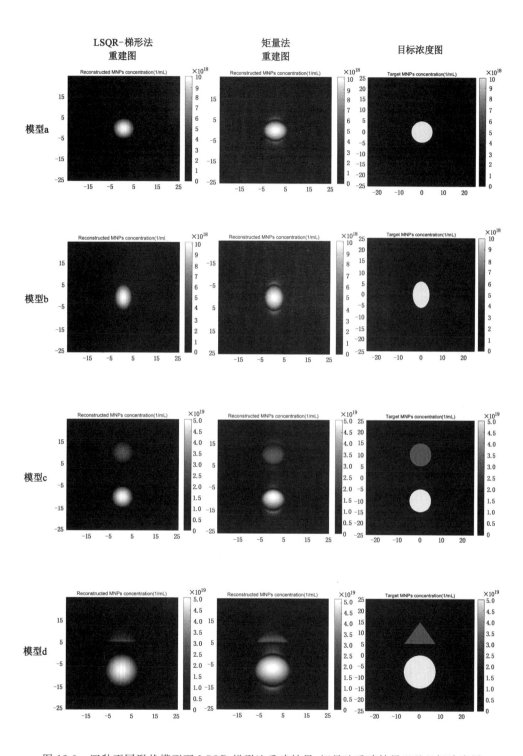

图 12-9　四种不同形状模型下 LSQR-梯形法重建结果、矩量法重建结果以及目标浓度图

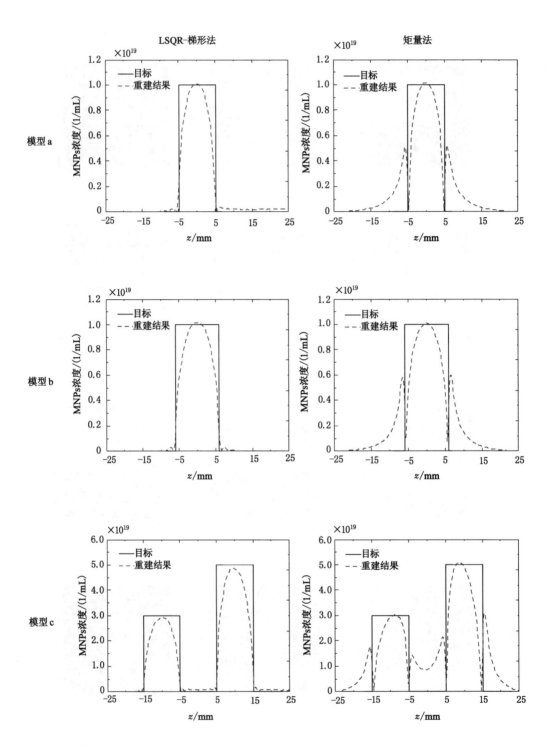

图 12-10 截线上 LSQR-梯形法和矩量法重建结果对比

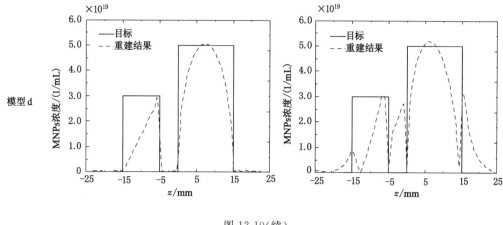

图 12-10(续)

表 12-3　四种不同形状模型 LSQR-梯形法和矩量法重建结果的 *CC*、*RE*、*SSIM* 以及重建时间对比

模型	*CC*		*RE*		*SSIM*		重建时间	
	LSQR-梯形法	矩量法	LSQR-梯形法	矩量法	LSQR-梯形法	矩量法	LSQR-梯形法	矩量法
模型 a	0.938 2	0.874 3	0.410 9	0.488 9	0.888 3	0.785 6	85.463 s	748.956 s
模型 b	0.938 8	0.870 5	0.408 0	0.496 0	0.909 7	0.784 0	87.388 s	822.907 s
模型 c	0.935 6	0.851 1	0.414 8	0.519 5	0.806 4	0.727 6	84.846 s	746.242 s
模型 d	0.925 1	0.857 6	0.435 3	0.500 0	0.775 9	0.631 7	95.704 s	739.212 s

12.3　本章小结

　　本章结合饱和磁化状态下 MACT-MI 的正逆问题理论设计了基于 LSQR-梯形法的逆问题图像重建方法。首先,分析 LSQR 算法理论,提出了基于 LSQR-梯形法的饱和磁化状态下 MACT-MI 逆问题重建算法;其次,建立仿真模型,重建浓度分布图像,研究不同形状对重建结果的影响,对于不同形状的 MNPs 集群模型,LSQR-梯形法的重建结果均优于矩量法的重建结果,基于 LSQR-梯形法的重建结果不存在矩量法重建结果边界奇异性的问题,同时对内部区域的重建上误差较小。研究结果表明,在饱和磁化状态下 MACT-MI 的逆问题图像重建上,提出的基于 LSQR-梯形法的重建方法在重建效果上远胜于矩量法,同时,在图像重建上 LSQR-梯形法具有很好的稳定性,在所有模型中,基于 LSQR-梯形法重建的 MNPs 浓度分布图像的相关系数 CC 均在 0.92 以上,相对误差均小于 0.44,此外结构相似性 SSIM 的均大于 0.77。良好的重建效果证明了基于 LSQR-梯形法的饱和磁化状态下 MACT-MI 逆问题重建方法的可行性,对饱和磁化状态下 MACT-MI 向临床应用的迈进具有重要意义。

参考文献

[1] PAIGE C C, SAUNDERS M A. LSQR: an algorithm for sparse linear equations and sparse least squares[J]. ACM Transactions on Mathematical Software, 1982, 8(1): 43-71.

[2] YAN X H, XU Z Y, CHEN W H, et al. Implementation method for magneto-acoustic concentration tomography with magnetic induction (MACT-MI) based on the method of moments[J]. Computers in Biology and Medicine, 2021, 128: 104105.